I.

DU DEGRÉ DE CERTITUDE

DE

LA MÉDECINE.

(1.)

DU DEGRÉ DE CERTITUDE
DE
LA MÉDECINE.

PAR P. J. G. CABANIS,

MEMBRE DE L'INSTITUT NATIONAL DES SCIENCES ET ARTS, ET PROFESSEUR DE L'ÉCOLE DE MÉDECINE DE PARIS.

Νῦν δ' αὐτὴ ἡ ἀνάγκη ἰητρικὴν ἐποίησε ζητεῖσθαί τε, καὶ εὑρεθῆναι ἀνθρώποισιν...

Ἱπποκράτης περὶ ἀρχαίης ἰητρικῆς.

Nunc autem ipsa necessitas homines coëgit medicinam inquirere ac invenire.

HIPPOCRATES de prisca Medicina.

A PARIS,

Chez FIRMIN DIDOT, libraire, rue de Thionville, n°. 16.

AN VI, 1798 (v. st.)

AUX MEMBRES

COMPOSANT

L'ÉCOLE DE MÉDECINE DE PARIS.

CITOYENS COLLEGUES,

A qui puis-je dédier cette dissertation sur la certitude de la médecine, si ce n'est à vous, dont les travaux agrandissent, chaque jour, l'empire de l'art, et dont la raison sûre connoît si bien ses véritables bornes?

Appelé deux fois parmi vous par votre choix indulgent, je vous dois une reconnoissance que mon cœur est pressé d'acquitter.

Ce n'est pas seulement de la part des amis que j'ai le bonheur de posséder dans ce corps respectable, c'est, en quelque sorte, de la part de tous les membres qui le composent, que j'ai reçu des marques d'une bienveillance particuliere.

Permettez-moi de vous exprimer publiquement combien j'en suis touché, et de vous assurer que ce souvenir, et tous les sentiments qu'il nourrit dans mon cœur, dureront autant que moi-même.

Salut et fraternité.

CABANIS, médecin.

Auteuil, près Paris, ce 10 nivose an VI.

AVERTISSEMENT.

Pour étudier et pratiquer convenablement la médecine, il faut y mettre de l'importance; et, pour y mettre une importance véritable, il faut y croire. Si notre art a des fondements solides dans la nature; s'il peut être utile, si ses consolations sont nécessaires à l'infortuné qui souffre; enfin si c'est un devoir de la part de la puissance publique d'encourager et de surveiller nos travaux, on ne sauroit employer trop de moyens pour porter les hommes qui s'y destinent, à s'y dévouer entièrement, pour leur faire sentir toute la dignité de leur ministere, pour leur en inspirer l'enthousiasme. Ce but est, je l'avoue, celui qui m'a fait prendre la plume. J'ai cru du reste qu'il suffisoit, en quelque sorte, d'indiquer un sujet susceptible de développements beaucoup plus étendus. D'autres pourront compléter ce que j'ébauche ; des mains plus savantes pourront exposer en détail, ce que je me contente d'esquisser d'une maniere rapide et sommaire. Cette idée n'a pas besoin de flatter mon amour-propre; elle fait mieux, elle touche mon cœur, en m'offrant un espoir d'utilité réelle : c'est le seul prix que j'attende de mon foible travail.

Quand on écrit sur des objets peu familiers au public, et que cependant on s'efforce d'être court, on ne peut guere espérer d'être bien entendu par ceux qui ne lisent que d'une maniere superficielle. Quand on ne veut pas quitter le ton sévere de la discussion, l'on est forcé de rejeter tout ornement de style. Je demande donc au lecteur de l'attention et de l'indulgence.

Ce 10 décembre 1788.

P. S. L'écrit suivant devoit paroître dans l'hiver de 1789 : mais des intérêts plus chers à toutes les ames généreuses, puisqu'ils avoient pour objet la liberté d'une grande nation et le bonheur du genre humain, vinrent donner une direction nouvelle à l'attention publique. Le mouvement, comme personne ne l'ignore, fut général ; il suspendit la plupart des travaux purement scientifiques et littéraires ; et les meilleurs esprits tournerent leurs méditations vers les sujets qui touchent le plus immédiatement à l'organisation sociale. Depuis cette époque, les luttes révolutionnaires nous ont presque continuellement tenus dans une agitation peu favorable aux recherches spéculatives : le besoin et l'habitude d'agir sans cesse avoient même fait prendre à toutes les têtes, des habitudes précipitées et tranchantes, qui rendoient ce genre de recherches généralement fastidieux. Mais on a bien eu le temps et l'occasion de voir que ce n'étoit pas là le moyen de hâter la marche des lumieres, ni sur-tout de perfectionner la raison. Les hommes réfléchis n'ignorent point d'ailleurs combien le progrès des sciences, et particulièrement celui des bonnes méthodes philosophiques, ont influé sur le développement et sur la propagation de l'esprit de liberté. C'est par la philosophie seule que la liberté s'épure et se consolide; c'est par les sciences et les arts qu'elle s'embellit et devient un véritable systéme de bonheur.

Dans ce moment où l'instruction nationale va sans doute être enfin organisée sur un plan digne des lumieres du siecle et de la majesté de la république, il est très nécessaire de déterminer les rapports des différentes sciences, d'en circonscrire le domaine respectif, de bien étudier l'esprit que la nature des choses assigne à chacune, afin d'y pouvoir transporter avec fruit, ces méthodes analytiques générales, destinées à changer entièrement dans peu, la face du monde intellectuel.

Quand la médecine n'auroit pas dans les

maux qu'elle peut soulager et guérir, un but direct d'utilité, elle mériteroit encore une grande attention comme base de toute bonne philosophie rationnelle. Elle seule en effet peut nous faire connoître les lois de la machine vivante, la marche réguliere de la sensibilité dans l'état sain, les modifications que cette faculté peut éprouver dans l'état de maladie; elle nous montre à nud tout l'homme physique, dont l'homme moral n'est lui-même qu'une partie, ou, si l'on veut, une autre face. De la sensibilité physique, le médecin ne voit pas seulement naître les idées et les passions; il voit encore, en quelque sorte, comment elles s'en forment; il voit du moins ce qui favorise ou contrarie leur formation : et c'est toujours dans certains états organiques, qu'il trouve la solution de chaque probléme.

Ainsi donc on peut considérer la médecine comme fournissant des bases également solides à cette philosophie qui remonte à la source des idées, et à cette autre philosophie qui remonte à la source des passions. D'une part, ses vues doivent diriger tout bon systême d'enseignement; de l'autre, elle puise dans les lois éternelles de la nature les fondements des droits et des devoirs de l'homme. En un mot, elle éclaire l'étude de l'entendement, l'art de le conduire, de le perfectionner, et trouve dans les impressions et les besoins propres à chaque nature sensible, les véritables causes ou les véritables lois des rapports de tous les êtres qui la partagent: et du même principe, découlent à ses yeux, les regles de leur conduite réciproque et l'art raisonné de leur bonheur; c'est-à-dire la morale (1).

La médecine rend encore un service essentiel. De même que toutes les autres sciences physiques, de même que les au-

(1) Je dis, la morale en général, parceque chaque nature sensible a la sienne, et toujours fondée sur les mêmes bases.

tres arts qui s'appuient sur l'observation délicate de la nature, elle tend directement à dissiper tous les fantômes qui fascinent et tourmentent les imaginations. En accoutumant l'esprit à ne voir dans les faits, que les faits eux-mêmes et leurs relations évidentes, elle étouffe dans leur germe, beaucoup d'erreurs qui ne sont dues qu'à des habitudes toutes contraires; elle détruit particulièrement toutes celles qui se trouvent liées à des absurdités physiques, c'est-à-dire presque toutes les croyances superstitieuses: et, dans ce commerce intime avec la nature, la raison contracte une indépendance et l'ame une fermeté qu'on a remarquées de tous temps, chez les médecins vraiment dignes de ce nom.

Voilà ce qui m'a fait penser qu'au moment où les études médicales commencent à reprendre avec un nouvel éclat, il seroit utile d'en faire mieux sentir la haute importance, et qu'on rendroit un service réel, en présentant aux éleves qui s'y consacrent, des motifs particuliers de zele et d'attention, tirés du degré même de certitude auquel l'art peut atteindre : car cette possibilité bien reconnue transforme en autant de devoirs sacrés, tous les travaux de la science et toutes les recherches relatives aux méthodes les plus exactes d'expérience et de raisonnement.

Ce 1 vendémiaire, an VI.

INTRODUCTION.

La mort est le terme inévitable de la vie ; la douleur est, aussi-bien que le plaisir, l'apanage de tous les êtres sensibles. Il est dans la nature de souffrir et de mourir, comme de vivre et d'avoir des sensations agréables : il est dans la nature d'être malade, comme d'être sain. Le plan de la nature (1) exigeoit que les être animés fussent soumis à l'action de tout ce qui les environne, et que la variété des modifications qu'ils en reçoivent, fût toujours en raison de la finesse de leurs organes et de la noblesse de leurs fonctions. Ainsi, quoiqu'on puisse dire dans un sens, que sa main bienfaisante, en ordonnant avec tant de régularité les mouvements vitaux, a tout fait pour conserver les individus dans un état

(1) Quand je parle du plan de la nature, je n'entends pas aller au-delà de l'énonciation d'un simple fait. Il y a des rapports réguliers et constants entre les diverses parties de l'univers ; c'est tout ce que je veux dire. La philosophie des causes finales n'a d'ailleurs pu jamais soutenir un examen sérieux, quoique peut-être l'intelligence bornée de l'homme ait bien de la peine à la rejeter entièrement.

sain, comme pour perpétuer les especes; cependant les souffrances et les maladies sont un résultat nécessaire des lois de l'économie animale et des circonstances au milieu desquelles l'ouvrier éternel a jeté tous les êtres vivants; et l'homme, doué de facultés plus étonnantes et plus nobles, jouissant au plus haut degré de la sensibilité qui les produit par son développement, se trouve livré par cela même, à l'action de plusieurs causes malfaisantes ou destructives.

Ainsi donc, dans l'état le plus naturel, aucun animal n'est à l'abri des souffrances physiques : ainsi donc par sa constitution primitive, l'homme y seroit plus sujet que tous les autres, quand les institutions et les habitudes sociales ne l'exposeroient pas à mille chocs nouveaux, à mesure qu'elles étendent ses rapports, qu'elles agrandissent son existence, et que les scenes de sa vie deviennent plus variées et plus mobiles. Mais ces dernieres causes, qu'on ne peut regarder comme étrangeres à lui, que par abstraction, puisque la société existe partout, et que les hordes sauvages ne different en cela que du plus au moins des nations civilisées; ces causes, dis-je, apportent des changements notables dans les dispositions physiques de l'homme; elles le rendent encore plus susceptible de toutes les impressions maladives.

Encore une fois, souffrir et mourir sont une suite nécessaire de notre condition : mais ce qui est une suite non moins inévitable du premier de nos penchants, c'est le desir de prolonger la vie et de fuir la douleur. La nature nous apprend elle-même à changer une situation pénible, à porter la main sur les parties douloureuses, à relâcher leur tissu par l'application d'une chaleur douce; elle nous indique le repos, le silence, l'obscurité, l'éloignement du bruit, sitôt que la fievre exalte ou trouble le jeu de nos organes. Des appétits singuliers, et dont il est impossible de rendre raison, nous font souvent découvrir les moyens nécessaires à notre rétablissement. En un mot, tous nos besoins se changeant en souffrances lorsqu'ils ne sont pas satisfaits, et la nature s'expliquant à cet égard de la maniere la plus claire, on peut avec un ancien, donner à tout ce qui les appaise, le nom de remede, et à l'instinct ou à la cause des mouvements automatiques, celui de premier des médecins.

Quelques philosophes ont regardé les lois de

l'instinct comme résultantes de certains raisonnements particuliers, inapperçus, parce-qu'ils sont plus rapides; et ils ont prétendu ramener ces lois aux mêmes principes que celles de nos jugements ordinaires. Mais on ne peut nier qu'un guide secret ne dirige les animaux et ne les éclaire, antérieurement à tout essai, sur le choix des aliments qui leur sont propres, sur celui même des remedes que peuvent exiger la plupart de leurs maladies.

Tout animal qui vient de naître, suce la mamelle de sa nourrice, sans que personne lui ait enseigné comment il doit s'y prendre. Le chevreau que Galien tira vivant du ventre de sa mere, choisit le cytise entre plusieurs herbes qui lui furent présentées. Nous voyons tous les jours les chiens et les chats s'exciter à vomir, ou se donner des dévoiements salutaires avec les pousses fraîches du gramen : les chiens lechent leurs plaies et celles de leurs petits; et c'est ainsi qu'ils les guérissent très vîte : les cigognes se donnent, dit-on, des lavements. En ne citant que des faits constatés, il seroit facile d'appuyer de beaucoup de preuves, cette idée soutenue par les plus grands physiologistes : « Que la nature (1) prend d'elle-même

(1) La nature est la force qui produit les mouvements pro-

« les bonnes routes, et que, sans avoir été in-« struite, elle sait faire ce qui convient ». *Natura sibi ipsi invenit vias, et inerudita existens, quæ expediunt perficit* (1). Mais il faut convenir que la médecine de l'instinct est assez bornée chez l'homme de la société, quoiqu'elle ait pu dans un état de choses plus simple, être plus féconde et sur-tout plus sûre dans ses moyens; quoique sur-tout elle suffise aux animaux qui ne vivent pas sous notre domination. On doit bien se garder sans doute de la perdre de vue dans la pratique de notre art; elle l'a souvent dirigée, elle peut la diriger encore chaque jour: mais il s'en manque beaucoup qu'elle lui fournisse autant de lumieres que certains naturistes enthousiates se plaisent à l'affirmer.

L'instinct guide avec plus de sûreté les autres animaux. Comme il n'est jamais égaré chez eux, par cette foule d'idées, de préjugés ou de passions qui le dénaturent absolument dans l'espece humaine; comme d'ailleurs les cas sur lesquels il doit prononcer-

pres à chaque corps, ou, si l'on veut, l'ensemble des lois qui le régissent; c'est dans ce dernier sens que Vanhelmont l'appelle *l'ordre de Dieu.*

(1) Hippocrate.

cer, sont très simples, très uniformes, aucune cause étrangere ne l'empêche de veiller avec succès, à la conservation de l'individu, de travailler toujours efficacement à la guérison de ses maladies.

C'est précisément parceque la nature a placé l'homme au-dessus des animaux, que cette voix secrete lui parle plus foiblement et plus obscurément : elle se fait d'autant moins entendre, que le développement des facultés intellectuelles est poussé plus loin. A mesure que la raison se perfectionne, l'instinct, qu'elle ne peut toujours remplacer, perd de sa justesse, et se trouve enfin réduit presque entièrement à l'inaction. Les animaux ont-ils été mieux traités en cela, que nous? et faisons-nous tous les jours de nouvelles pertes, à mesure que nous sommes de plus en plus forcés de substituer à ces appétits naturels qui nous dirigeoient dans l'état le plus voisin du leur, la réflexion, les calculs, la lente expérience, dont les essais ne sont pas toujours exempts d'inconvénients, et dont le plus ordinairement les résultats sont douteux ou difficiles à tirer? Voilà ce qu'il n'importe nullement d'éclaircir; parcequ'il ne dépend pas de nous de cesser d'être hommes, et qu'au fait, la perfectibilité indéfinie de notre espece ouvre à la raison un champ immense de jouissances et de bonheur.

Je laisserai donc de côté toutes les déclamations en faveur de ce qu'on appelle l'état de nature, dont il n'existe peut-être aucun exemple, et dont les écrivains qui en parlent le plus, n'ont jamais donné que des idées extrêmement vagues. J'ignore ce que pourroient dans cet état, les seules inspirations de l'instinct pour le traitement de toutes les maladies; et cette recherche n'est pas de mon objet. Ainsi donc écartant ici toute hypothese sur tout autre état possible de la race humaine; je prends l'homme tel qu'il est dans la société, avec toutes les facultés qu'elle développe, avec les moyens qu'elle perfectionne: et c'est en partant de ces données positives, que je me propose d'examiner si par l'observation, et par les raisonnements simples qui s'en déduisent immédiatement, on peut donner une base solide aux principes de la médecine; ou s'il est vrai que les reproches d'incertitude que plusieurs philosophes ont faits à cet art, soient réellement fondés. La question me paroît également intéressante, et pour les individus, sans cesse exposés à avoir besoin de ses secours, et pour les gouvernements, dont le devoir est de veiller à la sûreté publique.

§. I.

Objections contre la certitude de la médecine.

Voici en peu de mots les raisons alléguées par les détracteurs de la médecine.

1°. Les ressorts secrets de la vie échappent à nos regards ; et nous n'avons aucune idée précise ni du principe qui nous anime, ni des moyens par lesquels il exerce son action.

2°. La nature et les causes premieres des maladies nous sont absolument inconnues.

3°. Les maladies sont si variées, si susceptibles de complications, qu'on ne sauroit tirer de leur observation la plus scrupuleuse, aucune regle fixe qui serve à les faire toujours reconnoître : elles subissent tant de modifications, à raison de l'âge, du sexe, du tempérament, du climat, de la saison, de l'état de l'air, du régime que le malade a suivi, de la profession qu'il exerce, des maladies auxquelles il a été sujet auparavant, enfin de ses passions habituelles, et de l'état présent de son ame, qu'au milieu de tant de causes diverses, il est impossible de démêler ce qui appartient à chacune, de donner aux phénomenes leur juste valeur et leur place naturelle, de se faire un plan convenable de traitement, en un mot de former des résultats dignes par leur certitude, de l'importance de l'art.

4°. La nature des substances qu'on emploie comme remedes, est un mystere pour nous : leur maniere d'agir sur nos corps nous est encore plus inconnue; et vraisemblablement nous n'avons aucun moyen d'arriver à cette connoissance.

5°. Les expériences médicales sont encore plus difficiles que l'observation des maladies, plus douteuses que les axiômes de diagnostic et de pronostic qu'elle fournit. L'effet d'un remede peut être déterminé par une foule de causes qui se dérobent au médecin. Le travail sourd, mais constant, de cette force médicatrice qui tend toujours à rétablir l'ordre dans les êtres animés ; la marche même de la maladie, dont on peut s'être fait des idées fausses ; les changements survenus dans la situation physique ou morale du malade, ou dans les circonstances extérieures qui peuvent agir sur lui : tout cela sans doute est bien capable d'en imposer fréquemment à l'esprit le plus sévere, de lui faire attribuer à ses combinaisons, des succès qui leur sont absolument étrangers : tout cela est évidemment une source intarissable d'erreurs, et pour l'artiste, et pour l'art lui-même.

La guérison suit l'application du remede ; donc le remede a produit la guérison : *Post hoc, ergo propter hoc.* Voilà, l'on ne peut le nier, un très mauvais raisonnement : c'est pourtant d'après cette infidele autorité, qu'on a rédigé toutes les matieres médicales, et réduit en systême, la maniere d'employer les différents remedes. Assurément il n'est rien qui demande plus de lumieres, de sagacité, de circonspection, que la recherche des vérités de ce genre : rien n'est plus facile que de s'égarer dans leur recherche, même en suivant une bonne route ; rien n'est plus douteux que les preuves dont on s'appuie, quand on pense avoir obtenu des résultats certains. En un mot, s'il est presque impossible de constater qu'un malade a telle maladie déterminée ; il l'est encore plus de s'assurer que tel remede produira tel effet, ou même qu'il l'a produit.

6°. Si la médecine avoit des bases solides, sa théorie seroit la même dans tous les temps ; sa pratique sur-tout ne changeroit pas d'un siecle à l'autre : les médecins anciens et modernes, ceux de tous les pays, ceux de toutes les écoles, seroient d'accord, du moins sur les points importants. Mais qu'on parcoure l'histoire de leurs opinions : quelle diversité dans les vues ! quelle opposition dans les plans de traitements !

Hérodicus renverse l'édifice élevé par ses prédécesseurs. Hippocrate renverse en grande partie celui d'Hérodicus. Les deux écoles de Cnide et de Cos sont perpétuellement en débat. Les dogmatiques veulent aller à la vérité par des hypotheses et par une série de raisonnements. Les empiriques veulent presque bannir le raisonnement de leur pratique, et la réduire à l'observation toute nue des faits.

Asclépiade crée une médecine nouvelle, fondée sur la philosophie corpusculaire. Dans son systême, le rapport plus ou moins précis des corps, et des pores par lesquels ils doivent passer, constitue la santé ou la maladie. Il dédaigne et foule aux pieds tous les travaux des peres de la science.

Thémison la réduit presque à rien. Il range toutes les maladies sous trois chefs : l'état de resserrement, celui de relâchement, et le mixte, qui, selon sa maniere de voir, participe des deux premiers. Il n'admet en conséquence que trois indications, qui correspondent à ces trois états, et auxquelles il rapporte tous les effets qui peuvent être produits par les remedes.

Les pneumatiques, sur un apperçu d'Hippocrate ou de ses premiers disciples, donnent le département de la vie à l'air errant dans nos vaisseaux : toutes les altérations de la santé tiennent au désordre de ses mouvements.

Galien ressuscite la médecine hippocratique. Les crises, le pouvoir de la nature, les facultés, les combinaisons des éléments, le sec, l'humide, le chaud, le froid, reparoissent sur la scene. Pour prêter plus d'éclat au systême des tempéraments, il complete la doctrine des humeurs, ébauchée par Hippocrate. Mais, en voulant lui donner plus d'étendue, n'est-il pas évident qu'il la rend plus fautive ou plus douteuse?

Les Arabes se nourrissent de rêves philosophiques : ils transportent les abstractions et les formules d'Aristote dans la médecine. Entre leurs mains, elle devient péripatéticienne, comme elle avoit été épicurienne dans celles d'Asclépiade, comme elle a depuis été, tour-à-tour, cartésienne, leibnitzienne, newtonienne, etc. etc.

Les alchymistes, et sur-tout Paracelse, prétendent soumettre l'économie animale à leurs nouvelles fantaisies. Ils brûlent les livres des anciens ; ils pensent anéantir avec eux, toutes les lois connues de la nature. Sa lente observation ne s'accorde pas avec la fougue de leur esprit ; ses opérations spontanées leur déplaisent : ils veulent augmenter ses mouvements, les modérer, les diriger, les changer à volonté. Ils cherchent un remede qui remplisse toutes les indications ; ils croient trouver dans leurs bocaux, l'art de prolonger la vie. Leurs sels, leurs soufres, leur mercure, leur terre remplacent les humeurs de Galien et les éléments d'Hippocrate. Enfin ces hardis réformateurs ne laissent presque rien subsister des préceptes des Grecs, ni des dogmes scholastiques des Arabes.

Vanhelmont partage la plupart de leurs extravagances. Mais il étend, dénature, ou perfectionne, si l'on veut, plusieurs points de la doctrine alchymique. Malgré les injures qu'il ne cesse de vomir contre les écoles, malgré l'espece de fureur avec laquelle il parle des anciens, c'est dans Hippocrate qu'il puise ses idées du principe vivant. Ce que le médecin de Cos appeloit *nature*, il l'appelle *archée;* il s'imagine par un mot nouveau, mériter le nom de créateur de l'art. Croyant voir que chaque organe a son mode de mouvement, son action propre, une action secondaire plus ou moins remarquable sur les parties voisines, des sympathies plus ou moins étendues avec les parties éloignées, il suppose en conséquence que c'est un être à part, et qu'il jouit d'une vie particuliere; que le corps est une sorte de société, formée de tous ces organes réunis, et la vie humaine le résultat de toutes ces vies combinées en système: enfin il établit divers centres de sensibilité, et fournit sinon le premier apperçu, du moins les premieres idées un peu précises des forces phréniques et de l'influence de l'estomac, dont l'orifice supérieur sert de trône à son archée.

Les chymistes les moins déraisonnables considerent le corps humain comme un laboratoire: ses organes sont des alambics, des chapiteaux, des cornues, des matras. Ces nouveaux Prométhées pensent avoir ravi le feu céleste, et pouvoir l'exciter ou le ralentir à volonté, comme celui de leurs fourneaux. Ils ne parlent que de précipitations, de fermentations, de cohobations. L'acide combat l'alkali, l'alkali combat l'acide: de l'effervescence que ces deux adversaires produisent en s'unissant, résulte la chaleur animale, la vie. Les remedes agissent par leurs qualités chymiques, par celles des humeurs qu'ils rencontrent; d'où il suit que d'après les expériences faites dans des vaisseaux morts, on peut juger de ce qui se passera dans les vaisseaux vivants.

Si l'on en croit les médecins géometres, avec des calculs algébriques l'on peut expliquer tous les mouvements du corps, toutes les déterminations vitales, toutes les fonctions. Les angles plus ou moins aigus des vaisseaux, leur diametre, leurs axes; les lignes ou droites ou courbes; la raison composée de l'action des solides, de l'impulsion des liquides, de leur résistance réciproque : voilà ce qu'il faut apprécier pour se faire une idée juste de la vie, pour assigner la maniere dont elle s'exerce, s'entretient, se répare, et cesse enfin, comme une boule s'arrête, quand le mouvement qui lui a été communiqué, se trouve détruit par la suite des frottements.

Si l'on en croit les physiciens, ce sont l'attraction, la cohésion, l'élasticité, les forces, les contre-forces; ce sont toutes les lois des masses inorganiques qui doivent nous fournir la solution de ce grand problême.

Chez les mécaniciens, il n'est question tantôt que de poulies, de leviers, de points d'appui ; tantôt que de tuyaux, de soupapes, de pistons. Vous croyez être dans un attelier d'horlogerie ou d'hydraulique : tandis que les anciens vous transportent véritablement dans celui de la nature, en la comparant à cette forge de Vulcain où les soufflets, les marteaux et les ouvrages de l'artiste, tout étoit animé ; où l'on voyoit des trépieds qui d'eux-mêmes alloient aux banquets et aux conseils des dieux.

Hoffmann, dans son systême du solide vivant, se rapproche un peu des anciens naturistes : mais il appelle encore une foule d'idées mécaniques à son secours.

Staalh accorde l'intelligence, la délibération, le choix à la cause des mouvements vitaux ; et par-là il distingue sa théorie de toutes les autres.

Les animistes, ses disciples, en tirent des conséquences pratiques plus rigoureuses, plus étendues, et par cela même plus hasardées.

Boerhaave, doué d'un esprit vaste, méthodique et lumineux, au niveau de toutes les connoissances de son siecle, et très versé dans la lecture des anciens, veut profiter de toutes les idées, veut concilier tous les systêmes, veut fondre en un corps de doctrine tous les dogmes épars et souvent contradictoires. Chymie, physique, géométrie, mécanique, tout selon lui peut être mis à profit par la médecine. Cependant des hommes pleins de génie et de jugement, en rendant justice à la grandeur et à la correction de ses tableaux, ont combattu les résultats pratiques des théories qu'il y présente : ils ont pensé que le véritable moyen d'appauvrir l'art, étoit de l'embarrasser de tant de richesses étrangeres, d'établir entre lui et les autres sciences, cette foule de rapports ou frivoles, ou totalement faux.

Les sémi-animistes modifient les opinions de Staalh, et les ramenent à celles d'Hippocrate.

L'école de Montpellier les expose sous un nouveau jour. Elle développe les lois de la sensibilité.

Enfin les nouveaux solidistes d'Edimbourg rajeunissent le systême d'Hoffmann; ils y joignent quelques idées de Baglivi; et, sans dédaigner tout-à-fait les idées relatives au principe sentant, ils en dénaturent les conséquences par certaines opinions entièrement hypothétiques, ou les rappetissent par une pratique maigre et bornée.

Ce tableau des révolutions qu'ont subies les théories générales de médecine, quoique très incomplet sans doute, suffit pour faire voir combien les livres qui établissent ou combattent ces théories, sont peu propres à lever les doutes sur la certitude de l'art lui même, auquel elles servent de base : et ce qu'il y a de bien frappant dans leur lecture, c'est le ton également tranchant et décidé que prennent tant d'écrivains sans cesse opposés les uns aux autres.

Mais ne peut-on pas en dire autant des auteurs de pratique? Ce que l'un conseille l'autre le condamne; ce que l'un prétend avoir observé l'autre le nie. Les faits les plus simples, les axiômes dont il paroît le plus aisé de constater la justesse ou l'erreur, restent incertains pour tout lecteur judicieux.

Que si maintenant, quittant les livres, vous suivez les praticiens au lit des malades, vous retrouverez les mêmes débats, les mêmes contradictions : par conséquent votre incertitude ne fera que redoubler; de sorte que, pour savoir à quoi s'en tenir, chacun se trouve réduit à sa propre expérience; et, hors les médecins, tout le monde paroît devoir, pour le moins, se retrancher dans un scepticisme absolu relativement à l'action de la médecine.

7°. Mais quand les forces vivantes, la nature

des maladies , leurs causes et les circonstances qui peuvent les modifier dans leur cours , nous seroient mieux connues; quand il seroit possible de donner aux principes de l'art plus de certitude, au tableau de tous les cas des traits plus distincts et plus frappants ; quand on pourroit déterminer avec précision les effets de toutes les substances qu'on emploie comme remedes, et qui doivent être regardées comme des especes de poisons, puisqu'elles n'agissent qu'en intervertissant l'ordre des mouvements naturels ; quand tous les écrivains de théorie et de pratique seroient d'accord entre eux, ou ne différeroient que sur des objets de peu d'importance; quand la pratique n'exciteroit pas chaque jour une foule d'indécentes contestations; quand enfin il seroit vrai qu'il existe une médecine , et qu'elle a les mêmes bases que toutes les autres sciences: son exercice demanderoit encore tant de connoissances diverses, tant de sagacité , tant d'attention , tant de grandes qualités morales réunies, qu'elle resteroit à la portée de très peu d'hommes, et que par cela seul elle devroit être regardée comme n'existant pas , ou plutôt comme une arme dangereuse entre les mains de l'ignorance ou du charlatanisme.

§. II.

Considérations sur les premieres découvertes de la médecine, et sur la marche de l'esprit humain dans la déduction des regles qui en résultent.

En résumant ces objections, je crois les avoir présentées dans toute leur force. Mais avant de commencer l'examen attentif qu'elles exigent, il me semble qu'on jetteroit quelque jour sur la question, en offrant un tableau rapide des premiers travaux de la médecine. Les tentatives de ses inventeurs et les méthodes qu'ils ont suivies nous feroient juger d'avance, du genre de confiance que nous devons à leurs découvertes : et réciproquement le caractere de leurs découvertes nous mettroit plus en état d'apprécier et les méthodes, et les tentatives dont elles ont été le fruit.

Nous avons dit que les êtres vivants sont assujettis à la douleur, comme ils sont condamnés à la mort, par une suite nécessaire de leur nature et par l'effet de causes dont il n'est pas toujours en leur pouvoir d'empêcher l'action. L'enfant avant sa naissance, et surtout au moment qu'il voit le jour, est lui-même une occasion de maladie ou de souffrances cruelles pour la mere qui le porte dans son sein. Jusqu'à ce que ses organes nouvellement formés, aient acquis toute leur consistance, il est en butte à tous les agents extérieurs : son état physique peut être singulièrement modifié par les causes les plus légeres. Plus de mobilité dans le genre nerveux, plus de molesse dans les solides, moins d'énergie ou de constance dans l'action par laquelle les substances nutritives s'animalisent ; enfin mille circonstances particulieres, trop longues à détailler, le soumettent à cette foule de maux, qui rendent l'époque de l'enfance si périlleuse, dans tous les climats, et chez tous les peuples. Ce n'est pas sans orages et sans dangers que la nature le développe, qu'il subit les diverses révolutions des âges. Il est homme, et il croît; il est homme, et il acquiert des facultés nouvelles : cela suffit pour porter le trouble dans cette machine d'autant plus irritable, que les mouvements toniques y sont moins fermes, pour y détruire quelquefois leur principe, par les crises mêmes qui doivent achever son développement.

Les anciens avoient observé qu'à sept ans, à quatorze, à vingt-un, à trente-cinq, il se fait des changements singuliers dans l'économie animale ; que les hommes guérissent alors souvent de maladies auxquelles ils ont été sujets jusques-là ; qu'ils en contractent de nouvelles, ou deviennent du moins susceptibles d'en être affectés. Ces époques sont, selon eux, des temps de combat, où la nature efface, pour ainsi dire, les premieres impressions, et leur en substitue d'autres devenues nécessaires à l'accomplissement de ses vues ultérieures : et ce combat ne peut avoir lieu sans que le corps en éprouve de vives secousses, sans que toutes les fonctions en reçoivent, au moins momentanément, des altérations marquées.

Les changements observés par les anciens se font dans l'ordre que leurs écrits nous indiquent, et suivent leur grande révolution des âges : la chose est incontestable ; l'expérience journaliere le confirme. Ces changements sont presque toujours accompagnés d'une espece de fievre : souvent ils viennent à la suite de grandes maladies aiguës ; quelquefois ils les produisent ou les déterminent ; car plusieurs de ces maladies doivent être regardées comme la crise de l'époque qu'elles achevent, comme dépendantes des mêmes lois qui font passer le corps par tous les degrés de croissance, et le poussent invinciblement vers le dernier période de la maturité.

Mais s'il est des époques déterminées pour les différentes révolutions de l'être qui se développe, il en est aussi pour les révolutions inverses de celui qui décline : et ces temps climactériques, qui viennent apporter d'autres modifications dans le caractere ou dans l'ordre des mouvements vitaux affoiblis, sont également remarquables par les maladies qu'ils occasionnent, ou qui les préparent. La vieillesse elle-même ne peut-elle pas être considérée comme une maladie, dont le terme est toujours fatal, mais dont la marche est également ordonnée par la nature ?

Chez les femmes, la premiere éruption des regles est ordinairement annoncée par de grands désordres ; leur retour périodique produit tous les mois quelques incommodités ; et le temps de leur entiere cessation, que l'on appelle *critique*, est en effet si périlleux, qu'il enleve par des accidents aigus, ou qu'il dévoue à de longues souffrances, peut-être le tiers des femmes parvenues à cet âge (1). Enfin si toutes

(1) Les Grecs disoient dans leur langue pittoresque, *Quelles avoient été frappées des traits de Diane*, dont l'astre, ou la lune,

celles qui font des enfants s'exposent à des maux douloureux et graves, celles qui n'en font pas sont punies par des maux encore plus terribles, d'avoir bravé le penchant auquel la nature paroît avoir mis le plus d'importance.

Ainsi, sans compter les erreurs de régime qui souvent sont inévitables, les intempéries des saisons dont il n'est pas toujours possible de se garantir, les influences épidémiques de l'atmosphere qui semblent se jouer de toutes nos précautions ; sans compter les troubles que les passions excitent dans le corps vivant, soit directement par l'étroite liaison qui existe entre les mouvements physiques et les déterminations morales, soit indirectement par le désordre que ces mêmes passions portent dans tous les détails de notre conduite ; sans compter enfin les substances vénéneuses et certaines contagions qui paroissent agir de la même maniere : la maladie et la douleur sont intimement liées aux fonctions mêmes de la vie.

J'ai dit que le desir de prolonger cette vie

présidoit aux évacuations menstruelles. C'est dans ce sens qu'Andromaque dit de sa mere :

Πατρὸς δ' ἐν μεγάροισι βάλ' Ἄρτεμις ἰοχέαιρα.

HOMERE, Iliad. ζ.

si passagere, de calmer la douleur qui la rend pénible, de guérir les maladies qui la menacent, étoit aussi naturel à l'homme que les besoins les plus impérieux, et qu'un instinct, souvent irrésistible, lui faisoit chercher les situations les plus favorables à sa guérison, quelquefois même lui inspiroit le desir de ce qui pouvoit lui servir de remede. Ce desir est le motif des observations médicales ; cet instinct a fourni le sujet des premieres observations qu'on ait faites.

Dans une attaque d'asthme, le malade se leve sur son séant, il fait ouvrir toutes les fenêtres, il cherche le grand air ; dans un rhume, il devient plus frilleux, il se couvre davantage, il se renferme dans sa chambre, il desire des boissons chaudes, il mange peu, parcequ'il a moins d'appétit ; dans une maladie inflammatoire, ce sont l'air frais, peu de couvertures, des boissons délayantes qu'il demande avec instance. S'il est attaqué d'une fievre putride, il refuse toute espece de nourriture animale ; l'odeur des viandes le révolte ; leur souvenir seul lui souleve le cœur : mais avec quelle avidité ne reçoit-il pas les fruits acidules et frais, les boissons aigrelettes, le vin, sur-tout, qui réunit à la propriété de corriger les dégénérations putréfactives, celle de ranimer les forces languissantes ! Dans toutes les fievres un peu graves, on cherche naturellement la position du corps où les muscles, dépensant le moins de forces, en laissent davantage à la nature pour le travail de la coction. En un mot, chez les hommes dont la vie civile n'a pas trop altéré les goûts, et dont l'imagination n'égare pas l'instinct, celui-ci parle souvent d'une maniere assez claire. Il a précédé la médecine : on a vu qu'il lui montra le chemin : il peut la suppléer, il peut l'éclairer encore; et ses indications ne doivent jamais être dédaignées.

Nous avons dit aussi que plus la raison se développe, et plus l'instinct paroît perdre de sa sagacité. Dans les maladies compliquées de l'homme social, l'instinct seroit le guide le plus insuffisant, et même le plus infidele : mais quoiqu'il ne puisse fournir maintenant à notre art, ni des vues bien étendues, ni de grandes ressources, c'est bien certainement à lui seul que, dans l'origine, l'on dut la connoissance des premiers et des plus simples de tous les remedes.

Indépendamment de ce moyen général, par lequel la force vitale veille à la conservation des êtres animés, il se produit encore chez eux d'autres mouvements dont ils n'ont point la conscience, mais dont l'effet est également de rétablir l'ordre, soit en évacuant les matieres morbifiques, soit en leur redonnant le caractere des humeurs animales saines, soit enfin peut-être en changeant d'une maniere indéterminée, l'état vicieux des organes les plus intimes. L'observation de ces mouvements conservateurs est la source la plus féconde et la plus pure des tableaux de maladies et des essais de traitements. L'art naissant y puisa ses premieres richesses : après tant de siecles et de travaux il y puise encore ses notions les plus exactes et ses vues les plus sûres.

Il est naturel de penser qu'on s'en rapporta d'abord aux appétits des malades, et qu'on se contenta de noter le succès de cette conduite. On observa par exemple, comme on l'a vu plus haut, que tout homme dont l'état s'éloignoit beaucoup de celui de la santé, desiroit constamment une situation horizontale, des boissons délayantes, l'obscurité, le silence : que ceux qui pouvoient se procurer ces commodités et ces secours guérissoient plutôt; tandis que ceux qui ne le pouvoient pas, soit à raison de leur mauvaise fortune, soit par d'autres circonstances particulieres, étoient malades plus long-temps, traînoient dans les langueurs, et périssoient quelquefois à la suite de souffrances lentes. De tous ces faits réunis, constamment observés, on tira plusieurs conséquences pratiques très simples, mais très fécondes dans leur application; et les expériences ultérieures, en les confirmant, les rectifiant ou les limitant, les transformerent bientôt en axiômes. Voilà le premier pas.

On observa sur-tout que la nature guérissoit ordinairement en excitant quelque évacuation salutaire; que cette évacuation s'annonçoit par un trouble plus grand, et que toutes les fois qu'elle n'étoit pas nécessaire pour ramener l'ordre, l'action des organes, alors considérablement accrue, opéroit dans le corps des changements singuliers, qui rendoient aux humeurs, comme je viens de le dire, leur caractere propre et toute leur vitalité. Voilà le second pas; il est d'une grande importance.

Les malades ne revenoient pas tous à leur état naturel, par la même route. Les uns éprouvoient des vomissements, des cours de ventre ou des flux d'urine; d'autres mouchoient ou crachoient des matieres muqueuses et puriformes; plusieurs éprouvoient des sueurs abondantes, ou des évacuations sanguines par le nez et par les autres émonctoires.

Mais la terminaison des maladies n'étoit pas toujours aussi favorable; la nature n'étoit pas toujours assez forte pour triompher du mal, chasser sa cause hors du corps, ou la rendre sans effet, en la dépouillant de ses qualités nuisibles. Elle ne faisoit alors que de foibles tentatives; ou si elle excitoit quelques forts mouvements isolés, on s'appercevoit bientôt qu'ils étoient dirigés autrement que dans le premier cas; et la mort qui venoit terminer cette lutte impuissante, fixant l'attention sur les phénomenes qui l'avoient précédée, leur tableau restoit ineffaçablement gravé dans la mémoire. Quand on retrouvoit ce même ensemble chez un autre malade, on savoit donc qu'il falloit peu compter sur la nature, et que les ressources raisonnées de l'art étoient sa seule espérance.

Les maladies ne se ressemblent ni par les desirs qu'elles inspirent aux malades, ni par les crises qui s'y font, ni par leur issue, ni par leur durée. Elles ne sont pas toutes les mêmes: et pourtant plusieurs d'entre elles paroissent avoir le même génie, offrent les mêmes phénomenes, suivent la même marche. La nature les guérit d'une maniere uniforme; ou, lorsqu'elle succombe, c'est par la violence d'accidents à-peu-près semblables. Ainsi, d'un côté, l'on ne peut pas considérer toutes les maladies comme un seul et même fait, comme un seul et même être; tandis que, de l'autre, il n'est pas absolument nécessaire d'en faire autant d'êtres individuels, ou du moins il est possible de les classer pour le secours de la mémoire, comme on classe les animaux, les plantes, et les fossiles: car quoiqu'il soit vrai que ces classifications sont devenues de grandes sources d'erreur, l'esprit a besoin d'une chaîne qui lie ses connoissances; et, pourvu qu'on ne suive en la formant aucun esprit de système; pourvu qu'elle se borne à exprimer certains rapports frappants des phénomenes entre eux; pourvu qu'on n'en tire pas enfin des connoissances plus étendues que ces rapports, elle peut être utile et sans inconvénient, autant qu'elle est indispensable.

La durée des maladies a fourni peut-être leur premiere distinction. Les unes ont un cours rapide; les autres sont tardives dans leurs effets. Celles-ci furent appelées maladies *chroniques;* celles-là maladies *aiguës:* deux dénominations très bien faites, et qui portent encore l'empreinte de la langue animée des Grecs, de qui nous les avons empruntées.

On forma d'autres distinctions ou classifications, d'après les différences observées dans les phénomenes, dans les crises, dans la terminaison des maladies, enfin d'après tout ce qu'elles offroient de semblable ou de différent. Ces classifications avoient aussi leur fondement dans la nature : elles étoient plus nécessaires encore à l'art de guérir, qui ne mérite véritablement ce nom, que lorsqu'il sait former des plans combinés et complets de traitement.

Celles qui se tirent du tempérament du malade, de son régime, de ses habitudes, en un mot, de tout ce qui, précédant la maladie, peut être mis au nombre de ses causes ; ces distinctions, dis-je, furent faites beaucoup plus tard : et quand on fut en état de les réduire en systême, l'observation avoit fait des progrès considérables ; la maniere de tracer des tableaux s'étoit perfectionnée, l'emploi des premiers remedes devoit être connu : la médecine en un mot n'étoit plus dans l'enfance.

Pendant que les observateurs épioient les démarches de la nature ; pendant qu'ils les décrivoient, les généralisoient, en tiroient les conséquences le plus à leur portée, il ne faut pas croire en effet que leur jugement restât purement passif, qu'ils pussent se réduire au rôle de simples spectateurs. Les inspirations de l'instinct leur avoient indiqué l'abstinence des aliments ; elles leur avoient appris à se servir de boissons tantôt chaudes, tiedes, ou froides ; tantôt aqueuses, adoucissantes, délayantes ; tantôt acides, aromatiques, spiritueuses. Il est vrai qu'ils n'avoient d'abord porté dans leur administration, ni combinaison ni dessein : mais ils avoient noté les bons effets de ces moyens simples ; et quand la voix de la nature négligeoit de se faire entendre, l'analogie des cas dut les engager à tenter les mêmes secours. On ne peut nier qu'ils fussent guidés en cela, par des probabilités, à la place desquelles ils n'avoient rien de mieux à mettre : bientôt l'expérience venoit changer ces probabilités en certitudes pratiques (1) ; ou s'ils s'étoient laissé tromper par de fausses ressemblances, le besoin de remonter jusqu'à la source de leurs erreurs, et d'apprendre à mieux apprécier dorénavant ces signes équivoques, les ramenoit à des examens plus at-

(1) On verra ci-après ce que j'entends par *certitudes pratiques*, et comment je les distingue des certitudes abstraites et rigoureuses de raisonnement.

tentifs, aiguisoit par ces fautes mêmes, la sagacité de leur coup-d'œil, perfectionnoit la finesse de leur tact.

C'est ainsi que l'observation des effets produits par les remedes, éclaira celle des maladies, rendit leur histoire plus correcte et plus précise, limita les généralités qu'on s'étoit souvent trop pressé d'en conclure : comme, de son côté, l'observation des maladies, après avoir suggéré l'emploi des premiers remedes, apprit à l'étendre par l'analogie, et, le confirmant ou le rectifiant sur de nouvelles épreuves, s'efforça de le soumettre à des regles certaines.

Ce qui dut fournir sur cet objet, les notions les plus exactes et les combinaisons les plus heureuses, ce fut la maniere dont on voyoit les forces médicatrices de la nature gouverner les crises et produire les évacuations, ou les mouvements qui peuvent les suppléer. On avoit remarqué, par exemple, qu'une douleur de côté vive et poignante, accompagnée de chaleur, de respiration difficile, de toux, de crachats sanglants, se calmoit quand l'expectoration prenoit à temps, un aspect puriforme ; que cette évacuation se faisant sans trouble, opéroit une guérison sûre et prompte ;

que sa suppression pouvoit au contraire causer la mort, ou son interruption ramener tous les accidents. On avoit vu que toutes les crises se font au moyen d'un surcroît d'action dans l'exercice même de la vie ; que cette action devenant plus foible, les retarde ou les empêche entièrement : mais que sa trop grande énergie n'a pas des effets moins funestes ; qu'ainsi les mouvements vitaux doivent être contenus dans de justes bornes, ou ramenés à un certain degré moyen, dont l'aspect des malades peut seul nous apprendre à nous faire, pour tous les cas, et pour toutes les circonstances, une image nette et précise.

On avoit vu que chaque maladie a sa crise propre, dont la nature aime à se servir alors de préférence ; mais que cependant quelquefois, à raison des obstacles qui se rencontrent dans l'état des organes, ou par des vues particulieres, dont il est impossible au médecin de se rendre compte, elle prend d'autres routes et parvient au même but par des moyens qui lui sont très peu familiers : de sorte, par exemple, qu'on voyoit la pleureusie, dont je viens de parler, guérir, non seulement par des sueurs ou des urines abondantes, qui remplacent assez souvent l'expectoration, mais même par des selles bilieuses, genre de crise presque entièrement étranger aux maladies essentielles de la poitrine. Enfin l'on avoit vu que la nature se trompe quelquefois dans son objet; qu'elle semble, par une espece de délire, se précipiter dans le péril, ou le créer elle-même, en faisant des tentatives funestes, en dirigeant ses efforts d'une maniere inconsidérée, en poussant les évacuations jusqu'au dernier terme de l'épuisement.

D'un autre côté, les appétits naturels, l'analogie, le hasard, des conjectures heureuses, avoient appris que certaines substances, appliquées au corps humain, pouvoient produire les mêmes évacuations, déterminer les mêmes mouvements (1) auxquels sont ordinairement dues les guérisons spontanées. De ces substances, les unes faisoient vomir, pur-

(1) L'homme, à raison de l'exquise sensibilité de ses organes, est, de tous les animaux, le plus susceptible d'être modifié par l'action des aliments ou des remedes. Bacon observe que c'est là tout ensemble, et la preuve de l'empire de la médecine, et la source de ses fréquentes erreurs.

Subjectum istud medicinae (corpus nimirum humanum) omnibus quae natura procreavit maxime est capax remedii; sed vicissim illud remedium maxime est obnoxium errori. Eadem namque subjecti subtilitas et varietas, ut magnam medendi facultatem praebet, sic magnam etiam aberrandi occasionem.

De Augm. scient., l. IV, c. II.

geoient, provoquoient les sueurs ou le cours des urines; les autres excitoient les forces languissantes, ou modéroient leur action trop vive, ou les maintenoient dans une sorte de médiocrité; d'autres suspendoient les vomissements, les diarrhées, les sueurs, et paroissoient agir, tantôt en resserrant tous les émonctoires, tantôt en diminuant leur sensibilité, en portant dans tous les organes un calme inconnu, partagé par l'ame elle-même, et précurseur d'un doux sommeil (1).

(1) La saignée et les bains doivent être mis au nombre des remedes les plus importants. Ils étoient connus de la plus haute antiquité, comme nous l'apprend l'histoire de la médecine, et sur-tout comme on peut le juger d'après l'usage étendu qu'en faisoit Hippocrate. Les bains chauds et les bains froids sont conseillés souvent dans ses écrits; il rapporte même les effets qu'il en a obtenus dans différentes circonstances.

Hippocrate faisoit ouvrir presque toutes les veines du corps; il appliquoit des ventouses scarifiées. De son temps, l'on coupoit et brûloit déja les arteres. Ce n'est qu'après beaucoup d'essais plus timides, qu'après une longue suite d'expériences, que les médecins pouvoient s'être enhardis jusqu'à ce point.

Dans tous les pays, l'homme a besoin d'eau pour se tenir propre; dans les pays chauds, ce besoin se fait sentir plus souvent; et des corps brûlés par le soleil ou couverts de poussiere, ayant une fois éprouvé le bien-être que donne la fraîcheur du bain, sont naturellement portés à s'en faire une habitude. L'occasion d'observer leurs effets dans tous les cas imaginables, renaît donc chaque jour. Si la saison devient plus froide, l'on

Quand on en fut venu là, touchant la connoissance et l'application des médicaments, le plus difficile se trouva fait : le reste devoit être l'ouvrage du temps, de l'active curiosité, sur-tout du besoin, qui

veut continuer de se laver; mais l'eau de la fontaine ou du fleuve produit alors des sensations pénibles. On la fait tiédir; alors elle en reproduit qui sont agréables, quoique d'un autre genre que celles de l'eau froide. Voilà donc un nouveau besoin, une nouvelle habitude, de nouvelles expériences à faire.

On voit que le bain chaud occasionne des changements dans l'état du corps; que ces changements peuvent être salutaires ou dangereux; qu'ils different essentiellement de ceux du bain froid. N'y a-t-il pas encore là de quoi faire rêver les observateurs, de quoi suggérer d'heureuses tentatives pour le traitement des maladies?

Les anciens rapportent que Médée employa la premiere les bains chauds dans cet objet; par leur moyen elle rendoit la peau plus souple et les membres plus agiles. C'est pour cela qu'elle prétendoit rajeunir les vieillards, et qu'elle fut accusée de les faire bouillir dans de grandes chaudieres. Au reste, cette tradition, défigurée par les fables qui l'entourent, n'est peut-être qu'une fable elle-même; et qui pis est elle ne nous apprend pas grand'chose, malgré les efforts des interpretes de l'antiquité pour y trouver quelque utile leçon.

Les monuments historiques ne nous instruisent pas mieux de l'origine de la saignée. On dit que Podalire, au retour du siege de Troie, guérit la fille du roi Damœthus, laquelle avoit fait une chûte grave, en la saignant des deux bras. Pline assure que l'hippopotame se saigne lui-même lorsqu'il est devenu trop gras, en se frottant contre des roseaux aigus: mais le fait est douteux; et ce qui ne l'est pas moins, c'est qu'il ait fourni,

fait imaginer sans cesse des moyens nouveaux, et sans cesse s'accroît avec ceux qu'il a de se satisfaire. La maniere dont les hommes avoient fait leurs découvertes, pouvoit les conduire à beaucoup d'autres; ils le

comme le prétend cet auteur, l'idée du même remede aux hommes.

Il est vraisemblable qu'après avoir observé que les hémorragies spontanées sont la crise de plusieurs maladies ; que la rétention des menstrues chez les femmes, ou du flux hémorroïdal chez les hommes, sont la cause d'une foule d'accidents, et leur éruption réguliere le signal de la santé ; après avoir vu que les plaies guérissent ordinairement plus vîte lorsqu'elles ont saigné quelque temps, et que les vaisseaux, sur-tout ceux qui ne battent point, se cicatrisent alors avec une grande facilité : il est vraisemblable, dis-je, que, d'après toutes ces observations, l'on fut conduit à tenter de produire par art ce que la nature ou les accidents avoient produit souvent d'eux-mêmes.

On a vu des apoplectiques tomber sur la face, éprouver de violents saignements de nez, ou s'ouvrir l'artere temporale, et guérir de leur maladie par l'effet même de la chûte qu'elle avoit occasionnée : les premiers scrutateurs de la nature ont pu être témoins de faits pareils. Or rien n'étoit perdu pour eux dans un temps où les connoissances, les vues et les moyens étoient si bornés; où l'attention, portée tout entiere sur les faits, n'en étoit distraite par aucune hypothese théorique.

Galien rapporte une observation qui lui auroit suggéré sans doute l'idée de la saignée, s'il n'en avoit déja connu les grands effets et la bonne administration. Il fut appelé pour un homme qui s'étoit fait une plaie au bas de la jambe. L'hémorragie étoit violente; elle duroit depuis long-temps, et continuoit avec la même impétuosité, malgré tous les styptiques auxquels on avoit

voyoient, ils le sentoient. Le but se montroit à leurs yeux dans l'éloignement; la route étoit frayée; et des vérités du plus grand intérêt pour eux, les attendoient de distance en distance.

eu recours; car l'artere n'étant coupée qu'à demi, les deux bouts ne pouvoient se contracter et se retirer dans les chairs. Galien acheva de couper l'artere; le sang s'arrêta, et l'homme guérit. Mais il ne guérit pas seulement de sa plaie; la grande quantité de sang qu'il avoit perdue, le délivra d'une vieille sciatique, contre laquelle tous les secours de l'art avoient échoué. Galien ajoute qu'étant attaqué lui-même d'une douleur inflammatoire du foie, il fut averti en songe de s'ouvrir le vaisseau qui rampe entre le pouce et l'index; ce qu'il ne manqua pas d'exécuter, et ce qui réussit à merveille. Mais je crois qu'on doit plus compter sur les faits que cet homme célebre observoit, ou sur les vues qu'il concevoit, que sur les révélations qu'il recevoit en dormant.

Suivant la fable, un vautour enseigna au berger Mélampe l'usage de la rouille de fer contre l'impuissance, et le hasard celui de l'ellébore contre la manie. Les vautours ne nous enseignent plus rien. Quant au hasard, il est toujours encore une de nos principales sources d'instruction. Mais il n'instruit que les observateurs : pour profiter de ce qu'il offre, il faut y regarder; et celui qui cherche le plus, est aussi celui qui fait le plus de découvertes.

Les premiers remedes employés dans la pratique furent les vomitifs, les purgatifs, mais sur-tout les substances qui réunissent ces deux propriétés. Cela devoit être : leur action est la plus simple et la plus évidente; les mouvements que ces remedes provoquent, sont les plus familiers à la nature, et leurs avantages ou leurs inconvénients sont les plus faciles à constater.

Sans entrer dans de plus grands détails, on voit comment, la nature et les circonstances les guidant toujours par la main, les inventeurs de la médecine furent poussés à faire leurs observations, à les étendre par l'analogie, à les rectifier par des expériences nouvelles, à les enchaîner dans un ordre méthodique, à placer à côté et dans le même ordre, les conséquences qui s'en déduisoient naturellement. L'art existoit donc, même à l'époque où je le laisse : il existoit, non avec toutes les connoissances qu'il peut acquérir et qu'il n'acquerra peut-être jamais, mais avec presque tous les moyens qui peuvent l'y conduire. On connoissoit l'état sain, et l'état malade; on connoissoit l'un et l'autre, non d'après des hypotheses subtiles, mais d'après des signes évidents et certains. On avoit appris à distinguer les maladies, à prévoir leur marche, leurs crises, leurs terminaisons; on s'étoit assuré de l'effet des remedes principaux; on avoit soumis leur administration à des regles constantes; on savoit qu'ils devoient agir d'une telle maniere, dans tel cas déterminé, et dans tel autre, d'une maniere différente ou contraire; l'on s'étoit convaincu sur-tout qu'ils ne peuvent produire quelques changements dans le corps, que par le moyen des forces vivantes qui l'animent; que l'art n'opere point sur le cadavre; et qu'on ne sauroit arrêter, troubler, intervertir les mouvements imprimés par la nature, qu'à l'aide de la nature elle-même.

Voilà l'état, à-peu-près, où se trouvoit la médecine du temps d'Hippocrate. Les écrits qui portent le nom de cet homme extraordinaire, nous offrent tantôt des modeles de l'art d'observer et de décrire les maladies, tantôt des résultats généraux sur leur connoissance ou leur diagnostic, et sur les indications des remedes; résultats qui renferment presque toutes les grandes vérités, presque toutes les grandes vues, et même, on peut le dire sans prévention, le germe de plusieurs découvertes modernes les plus importantes. On voit qu'avec une matiere médicale peu riche, Hippocrate savoit déja faire beaucoup : et l'on ne sauroit douter que ses succès ne fussent dus à l'ordre dans lequel il avoit acquis ou rédigé lui-même ses connoissances, à sa maniere d'observer et de tirer ses indications, en un mot, à la méthode de ses vues et de ses traitements.

Je ne prétends tirer aucune conséquence

de tout ce qui précede ; mais le lecteur me paroît maintenant plus à portée d'entrevoir s'il est, ou n'est pas possible de répondre aux reproches qu'on fait à la médecine.

Je vais maintenant les examiner l'un après l'autre, avec attention, et peser dans une balance impartiale, les raisons dont on les appuie. Ce n'est pas pour soutenir des préventions favorites, que j'entreprends cet examen, mais pour chercher sincèrement la vérité, qui, devant toujours à la fin s'élever sur les débris de toutes les opinions humaines, est la seule autorité qu'il puisse être à jamais honorable de reconnoître et de défendre.

§. III.

Examen de la premiere objection.

Il est certain que d'une part la nature de la cause qui meut les corps animés, et de l'autre les circonstances immédiates qui modifient son influence dans les divers organes, se dérobent également à nos recherches, et nous sont tout-à-fait inconnues : il est certain que si leur connoissance doit servir de base à l'art de guérir, l'art peche essentiellement par sa base. La question se réduit donc à savoir s'il est nécessaire, ou du moins s'il seroit très avantageux, de pénétrer l'essence même des forces vivantes, et d'avoir une idée précise de la maniere dont elles agissent sur le corps.

L'homme ne connoît l'essence de rien, ni celle de la matiere qu'il a sans cesse sous les yeux, ni celle du principe secret qui la vivifie et détermine tous les phénomenes de l'univers. Il parle souvent des causes qu'il se flatte d'avoir découvertes, et de celles qu'il se plaint de ne pouvoir découvrir : mais les vraies causes, les causes premieres, sont aussi cachées pour lui, que l'essence même des choses; il n'en connoît aucune. Il voit des effets, ou plutôt il reçoit des sensations : il observe des rapports, soit entre les objets auxquels il attribue ces sensations, soit entre ces objets et lui-même : il s'efforce d'appercevoir sans cesse de nouveaux rapports (1); il les met en ordre pour fixer leur souvenir dans son esprit, pour les mieux apprécier, pour en tirer ce qui peut servir à sa conservation, ou lui donner de nouvelles jouissances ; et voilà tout. En

(1) Expliquer un fait par ses rapports avec un autre, ce n'est pas remonter véritablement à sa cause. Quand les deux faits sont identiques, c'est les réduire à un seul ; quand ils sont simplement analogues, c'est déterminer leurs points de ressemblance.

examinant ces prétendues causes, dont la connoissance l'enorgueillit, on voit qu'au fond, elles ne sont toutes que des faits. Deux faits se trouvent enchaînés l'un à l'autre : on dit que le premier est la cause du second. Celui-ci peut devenir cause à son tour, relativement au troisieme qui le suit : comme en remontant, vous trouverez toujours un fait antérieur à votre cause, jusqu'à ce que vous arriviez à cette force spontanée (1) qui meut le monde dans son ensemble et dans chacune de ses parties. Or, cette cause est la seule véritable ; elle les renferme toutes : et sa nature, ainsi que ses moyens propres d'action, se dérobent également à notre foible vue. En vain cherchons-nous à les dégager des nuages qui les couvrent : à chaque effort de notre part, l'obscurité semble s'épaissir davantage : nous n'appercevons que des fantômes trom-

(1) Cette force n'est autre chose que le principe général du mouvement, la puissance active, personnifiée chez la plupart des peuples sous le nom de l'*Etre éternel et infini*, mais dont il est impossible de nous faire d'autre idée, que celle qui résulte directement des phénomenes de l'univers. Je l'appelle *spontanée*, non que je prétende exprimer par là sa nature, mais parceque ce mot me paroît prendre l'impression qu'en reçoit l'intelligence bornée de l'homme, en la voyant agir sans relâche, avec une activité toujours nouvelle et toujours renaissante d'elle-même.

peurs : l'objet fuit, et se plonge devant nous dans un vague lointain, à mesure que nous croyons en approcher.

D'après la nature des choses, ou plutôt d'après notre propre nature, nous sommes dans l'impossibilité de connoître cette cause première, l'objet des recherches et le désespoir des penseurs de tous les âges. Nous l'entrevoyons sous mille formes diverses ; mais elle nous échappe toujours. Car dans les phénomenes des trois regnes, dans la marche réguliere des corps célestes, et jusques dans les propriétés de la molécule la plus inerte en apparence, elle se fait toujours sentir évidemment : mais que voit-on là de plus que ces propriétés mêmes, la régularité de cette marche, l'ordre et les rapports de ces phénomenes ? Maintenant reste à savoir si cette connoissance, à la poursuite de laquelle tant de force de tête et tant de veilles ont été si inutilement employées, est réellement applicable aux besoins de l'homme. Pour observer l'ordre constant dans lequel se fait le flux et le reflux ; pour s'en servir à régler la marche des vaisseaux qui descendent ou remontent à l'embouchure d'un fleuve, l'homme a-t-il besoin de connoître quelle force balance l'océan, quelle loi fait agir cette force avec tant de régularité ? a-t-il besoin de connoître la cause des affinités des corps, de leur élasticité, de leur cohésion, pour faire, soit en chymie, soit en physique, toutes les opérations fondées sur ces propriétés ? Pour inventer, pour perfectionner l'agriculture, faut-il qu'il arrache à la nature le secret de la vie des végétaux, celui de leur instinct et de leurs penchants particuliers ? Non, sans doute. L'observation des faits est son partage : elle lui suffit. Comme il ne lui importe d'étudier les objets que par leurs rapports avec lui, et que ces rapports mêmes sont de sûrs moyens d'y découvrir tout ce qui peut l'intéresser ; il s'ensuit que les objets qui résistent à ses recherches, lui sont d'autant moins utiles à connoître, qu'ils sont plus hors de la portée de son esprit ; et que, dans le fait, il n'a besoin de savoir que ce qu'il peut apprendre par le bon usage de ses facultés.

J'ignore donc les causes : mais l'observation m'apprend que tout s'opere dans la nature d'une maniere réguliere et constante ; que dans des circonstances absolument semblables, les faits sont toujours les mêmes ; que si l'on peut les rendre différents, c'est à raison des changements qu'on peut apporter dans les faits antérieurs dont ils découlent, dans les faits simultanés avec lesquels ils ont des rapports étroits.

J'ignore la cause de la digestion; je veux dire cette cause qui fait que les nerfs de l'estomac impriment aux sucs gastriques la faculté de dissoudre tels ou tels aliments; qui enleve à ces mêmes sucs, cette même faculté, par l'effet de circonstances qui n'agissent que sur le systême nerveux en général, comme, par exemple, par l'effet de certains désordres moraux: je l'ignore, et vraisemblablement je l'ignorerai toujours. J'ignore, dis-je, comment des substances doüées de qualités diverses, sont transformées, par l'action de mon estomac et de mes intestins, en un fluide blanc et homogene, qu'on appelle *chyle;* comment le battement des vaisseaux, le mélange de la portion la plus animée de l'air, que les poumons absorbent, l'impression de la vie dans tous les organes, animalisent, par degrés, ce fluide, et le rendent propre à réparer les pertes que souffrent les parties solides, à remplacer les humeurs qui se dissipent par les fonctions de la santé. Mais malgré cette ignorance, je n'en suis pas moins porté par des desirs automatiques, vers les objets qui peuvent servir à ma nourriture. Des goûts constants me ramenent vers ceux qui m'ont constamment réussi. Je vois que les aliments font sur moi des impressions différentes, qu'ils produisent des effets très variés. Les uns relâchent le ventre ; les autres le resserrent : les uns portent dans toute l'existence, un sentiment de calme et de fraîcheur ; d'autres au contraire augmentent la chaleur naturelle, donnent plus d'activité, impriment à chaque partie, dans un temps donné, une plus grande somme de mouvement. Il en est qui nourrissent suffisamment sous un petit volume. Je sens qu'ils donnent plus ou moins d'occupation à mon estomac. Tantôt leur digestion s'opere sans que j'en sois averti par les phénomenes dont ce travail est ordinairement accompagné ; tantôt elle occasionne une véritable fievre. Il en est plusieurs qui ne soutiennent mes forces, qu'autant que j'en prends une quantité considérable. J'éprouve aussi que leur transformation est plus ou moins lente, plus ou moins pénible. Enfin je vois que les aliments peuvent apporter plusieurs modifications importantes dans toute ma machine : je vois que ces modifications ne sont pas les mêmes dans tous les cas, dans tous les temps. Je me compare aux autres hommes : et je trouve que parmi les effets observés sur moi-même, il en est plusieurs de communs à toute l'espece humaine; que ceux qui paroissent m'être particuliers, dépendent de mon âge, de mon tempérament, du climat où je vis, de l'état où je me trouve quand j'en fais usage. De mes essais comparés avec ceux d'autrui, de nos observations combinées, de l'expérience du genre humain, s'il est possible, je tire des regles diététiques, telles, par exemple, que celles dont nous sommes redevables au génie d'Hippocrate. Maintenant je demande si j'ai suivi la route qui conduit à la vérité, si ces regles sont fondées sur une saine logique. Les philosophes ennemis de la médecine diroient-ils que non ; eux qui recommandent sans cesse d'épier les appétits naturels, de se laisser guider par l'effet des aliments; eux qui célebrent avec tant de raison le pouvoir du régime (1)?

(1) « Les malades guérissent quelquefois sans médecins, mais ils ne guérissent pas pour cela sans médecine. Ils ont fait de certaines choses ; ils en ont évité d'autres. S'ils se sont conduits d'après des regles, ces regles sont celles de l'art; s'ils se sont livrés aveuglément à la fortune, c'est en se rapprochant

Mais la médecine a les mêmes bases que la diététique : les sujets d'observation sont du même genre ; la maniere de procéder pour en tirer des conclusions pratiques, est absolument la même. Celui qui reconnoît dans l'une les caracteres de la certitude, ne peut reléguer l'autre parmi les hypotheses, ouvrage de l'imagination. Je dis plus : les changements légers qui surviennent dans un corps sain, et les mouvements nouveaux que produit chaque jour l'exercice de la vie, sont bien moins remarquables, que les signes par lesquels les maladies se manifestent à tous les yeux : les effets des remedes sont bien plus aisés à constater que ceux des aliments ; car ces derniers n'agissent que d'une maniere insensible, et sans introduire d'altérations bien marquées, tandis que les premiers, changeant brusquement l'or-

des procédés d'une bonne médecine, que la fortune les a dérobés au danger. Dans le régime, comme dans l'emploi des médicaments, on peut suivre des méthodes utiles; on peut en suivre de pernicieuses : mais les unes et les autres prouvent également la solidité de l'art. Celles-ci nuisent par un emploi mal entendu ; celles-là réussissent par un emploi convenable. Or, ce qui convient et ce qui ne convient pas, étant bien distinct, je dis que l'art existe : car, pour qu'il n'existât pas, il faudroit que le nuisible et l'utile fussent confondus. »

[illegible]

dre et le mode des mouvements naturels, manifestent leur action par des symptômes toujours saillants.

Je demande encore si ce n'est pas à la médecine qu'on doit la diététique? ou, supposé que les observateurs eussent commencé par étudier les effets des alimens, avant de passer à ceux des maladies (ce qui se trouve absolument contraire aux faits, ce qui même, on peut le dire, s'écarte beaucoup de l'ordre que les besoins de l'homme ont dû faire prendre à ses recherches) : je demande s'il étoit naturel de se borner à conserver la santé dont on s'occupe si peu quand on la possede, sans penser à soulager la maladie, qui par tant de sensations pénibles, nous ramenant incessamment à l'observation de ses causes et des moyens qui peuvent la soulager, nous force malgré nous à demander du secours à tout ce qui nous environne? Les choses assurément ne se passerent pas ainsi. C'est long-temps après avoir observé les effets que produisent certaines substances nutritives dans l'état de maladie, qu'on s'est avisé d'observer systématiquement ceux qu'elles produisent dans l'état de santé, ou dans celui qui s'en éloignoit peu. Leurs effets dans le premier cas étoient remarquables, parceque cet état l'étoit lui-même : dans le second ils l'étoient infiniment moins, parceque cet état ne l'étoit point du tout. Les faits marquants frapperent d'abord ; on apperçut les autres plus tard : telle est la marche naturelle.

Ainsi donc la médecine précéda la diététique, et la diététique n'est qu'une production, qu'une partie de la médecine : or, je le répete, les sujets de leurs recherches sont analogues et souvent les mêmes ; les résultats qu'on en tire, sont fondés sur les mêmes regles de raisonnement. Ni l'une n'a besoin de connoître les causes de la digestion (1), pour noter les faits qui en dépendent ; ni l'autre de connoître les causes de la vie, pour observer les écarts auxquels leur action peut être sujette, pour étudier les moyens qui la ramenent à sa marche naturelle. Les phénomenes de la santé, ceux des maladies, les effets des aliments ou des remedes ; tout cela tombe sous les sens : et nous en tirons toutes leçons nécessaires à la pratique de l'art.

La premiere objection porte donc à faux : et comme l'ignorance des causes n'est pas parti-

(1) Les causes de la digestion rentrent dans celles mêmes de la vie : elles ne sont pas plus faciles à déterminer les unes que les autres.

culiere à la médecine, si ce reproche pouvoit la faire regarder avec raison comme incertaine et conjecturale, il jetteroit le même doute sur les principes de presque toutes les sciences.

§. IV.

Examen de la seconde objection.

En répondant à la premiere objection, je réponds indirectement à la seconde (1), qui ne fait que la reproduire sous une autre forme. Je pourrois d'ailleurs demander ce qu'on entend par la nature et les causes premieres des maladies. Nous connoissons de leur nature, ce que les faits en manifestent. Nous savons, par exemple, que la fievre produit tels et tels changements : ou plutôt, c'est par ces changements qu'elle se montre à nos yeux ; c'est par eux seuls qu'elle existe pour nous. Quand un homme tousse, crache du sang, respire avec peine, ressent une douleur de côté, a le pouls plus vîte et plus dur, la peau plus chaude que dans l'état naturel : l'on dit qu'il est attaqué d'une pleurésie. Mais qu'est-ce donc qu'une pleurésie? On vous répliquera

(1) Cette objection porte sur notre ignorance et de la nature, et des causes premieres des maladies.

que c'est une maladie dans laquelle tous, ou presque tous ces accidents se trouvent combinés. S'il en manque un ou plusieurs, ce n'est point la pleurésie, du moins la vraie pleurésie essentielle des écoles. C'est donc le concours de ces accidents qui la constitue. Le mot *pleurésie* ne fait que les retracer d'une maniere plus courte. Ce mot n'est pas un être par lui-même : il exprime une abstractiou de l'esprit, et réveille par un seul trait toutes les images d'un assez grand tableau.

Ainsi lorsque, non content de connoître une maladie par ce qu'elle offre à nos sens, par ce qui seul la constitue, et sans quoi elle n'existeroit pas, vous demandez encore quelle est sa nature en elle-même, quelle est son essence; c'est comme si vous demandiez quelle est la nature ou l'essence d'un mot, d'une pure abstraction. Il n'y a donc pas beaucoup de justesse à dire d'un air de triomphe, que les médecins ignorent même la nature de la fievre, et que sans cesse ils agissent dans des circonstances, ou manient des instruments dont l'essence leur est inconnue.

Quant aux causes premieres des maladies, qu'on les accuse de ne pas mieux connoître, la question me paroît aussi facile à simplifier que la précédente. Entend-on par ce mot, les causes qui rendent l'homme, dans tel cas donné, susceptible d'éprouver tel changement dans les fonctions de la vie? Je réponds que nous les ignorons absolument, puisqu'elles sont encore les mêmes que celles en vertu desquelles nous vivons. Parle-t-on seulement des faits liés à la maladie, qui font partie de son histoire, et qui peuvent fournir des lumieres pour le traitement? Je réponds que ces causes sont toutes du domaine de l'observation : on peut les voir ou les toucher; on peut en acquérir la connoissance par des récits fideles : et comme elles produisent toujours certains phénomenes dans l'économie animale (car si elles n'en produisoient pas, elles ne mériteroient aucune attention, elles seroient nulles), c'est dans ces phénomenes mêmes qu'il faut les chercher : c'est dans leurs propres effets qu'il faut s'habituer à les reconnoitre.

Deux grandes sectes se partagerent longtemps, chez les Grecs, l'empire de la médecine. Les dogmatiques prétendoient que l'ignorance des causes la fait errer au hasard, et frappe les plans de curation, d'un vice radical d'incertitude. Comme les maladies different toutes, à raison de leurs causes, il est, disoient-ils absolument indispensable d'avoir des notions claires de celles-ci, pour appliquer les remedes avec méthode. Les empiriques soutenoient, au contraire, que les causes sont hors de notre portée, tandis que les faits se livrent d'eux-mêmes à nos recherches. Suivant cette école, il suffit de connoître tout ce qui fait partie de la maladie, ce que nous pouvons en apprendre par l'observation, ou par un historique exact.

Quand vous êtes appelé, disoient les dogmatiques, pour un homme mordu par un chien, vous demandez si le chien étoit, ou n'étoit pas enragé ; car votre traitement ne sauroit être le même dans les deux cas : il importe donc de remonter aux causes. Que la morsure, répliquoient les empiriques, soit faite par un chien bien portant, ou par un chien enragé, cela n'est point indifférent, sans doute : mais il n'est pas ici question de causes; cette circonstance est un simple fait, qui tient essentiellement à l'histoire de la maladie, et sans lequel cette histoire seroit incomplete.

On voit que leur dispute rouloit sur des

mots, et que les uns et les autres avoient raison, dans le sens qu'ils y attachoient. Celui des empiriques étoit, selon moi, le plus correct; celui des dogmatiques étoit le plus reçu dans le langage commun.

Mais jusqu'à quel point faut-il donc s'occuper de la recherche des causes, en comprenant sous cette dénomination générale, celles que les anciens appeloient cachées, et celles qu'ils distinguoient par le titre d'évidentes? La réponse est simple; elle résulte clairement de ce qui précede. Les causes dont la connoissance est nécessaire pour compléter l'histoire de la maladie, ou qui exigent des modifications dans le traitement, se montrent, soit par elles-mêmes, soit par les effets qu'elles produisent : elles sont toutes des objets d'observation. Il seroit dangereux, sans doute, de les ignorer; et il est toujours possible de les découvrir. Mais on doit rester, relativement aux autres, dans la plus invincible indifférence, et ne pas sortir de cet axiôme fondamental, que plus elles sont au-dessus de nos recherches, moins il nous importe de les connoître. Qu'on me pardonne quelques répétitions : je m'efforce d'être court; mais il est encore plus nécessaire d'être clair; et lorsqu'on examine l'une après l'autre, différentes objections, qui ne sont au fond que la même, on est bien forcé de ramener plus d'une fois le lecteur à la vérité commune, qui les réfute également.

§. V.

Examen de la troisieme objection.

Tout médecin qui a réfléchi sur les vraies difficultés de son art, sera forcé de convenir que la troisieme objection (1) est beaucoup mieux fondée que les deux premieres. Les maladies sont très variées; elles sont susceptibles de complications infinies. L'âge, le sexe, le climat, la saison, le caractere de l'épidémie régnante, tout, jusqu'à des circonstances en quelque sorte insensibles, peut les modifier de mille manieres diverses, donner aux phénomenes de nouveaux aspects, un autre rhythme à leur marche, d'autres terminaisons à leurs crises. La séméiotique, ou l'art de reconnoître les différents états de l'économie animale, par les signes qui les caracté-

(1) Elle porte sur la difficulté d'avoir des notions exactes des maladies, et de s'assurer de l'effet des remedes.

risent, est sans doute la plus difficile, comme la plus importante partie de la médecine. A chaque instant, on est obligé d'admettre des exceptions aux regles par lesquelles on croyoit pouvoir être guidé. Rien de fixe dans leur application, rien de constant dans les plans de conduite qu'elles doivent fournir. De sorte qu'à l'exception de quelques principes très généraux, et par conséquent peu propres à nous éclairer dans les détails de chaque circonstance particuliere, il semble que le savoir théorique du médecin devienne nul au lit des malades, que son savoir pratique réside tout entier dans une sorte d'instinct perfectionné par l'habitude. En effet, c'est en s'identifiant, pour ainsi dire, avec l'être souffrant, en s'associant à ses douleurs par le jeu prompt d'une imagination sensible, qu'il voit la maladie d'un seul coup-d'œil, qu'il en saisit tous les traits à-la-fois: car c'est ainsi qu'il en partage toutes les impressions; et cet instinct lui fait, en quelque sorte, pressentir plutôt que prévoir l'utilité de certains remedes, dont les effets lui sont d'ailleurs connus. Voilà, sans doute, une maniere de procéder qui doit paroître peu fidele et sûre. Ce n'est véritablement ni la marche du géometre ou du calculateur, ni même, à ce qu'il paroît au premier coup-d'œil, celle du logicien sévere, qui va pas à pas, de proposition en proposition. Or si, dans les sciences exactes, le moindre défaut de précision des formules mene inévitablement aux conséquences les plus fausses, pourra-t-on constamment éviter l'erreur dans un art où les succès tiennent uniquement à la sagacité des organes, où les vues les plus heureuses sont bien moins des raisonnements, que des inspirations?.... Il est vrai, cela est difficile; mais peut être cela n'est-il pas impossible.

Et d'abord, je ne crois pas impossible de se faire une idée juste des modifications que les maladies éprouvent, de démêler à quelles circonstances elles sont dues, de quelle maniere il est avantageux d'en tracer le tableau. Car comment les a-t-on soupçonnées? comment s'est-on assuré de leur existence? comment est-on remonté jusqu'à leur source? c'est-à-dire, comment a-t-on su que telle ou telle circonstance pouvoit y donner lieu? N'est-ce point à l'observation que nous devons ces premiers pas importants? Ce que l'observation a commencé, pourquoi ne l'acheveroit-elle pas? pourquoi ne parviendroit-on point, par son secours, à réduire en système ces différentes séries de faits, qu'on n'admet déja comme distinctes, que parcequ'on a pu réellement les distinguer, au moins quelquefois.

Nous jugeons que les maladies different par leurs causes, attendu que nous les voyons différer par leurs phénomenes. Si leurs phénomenes étoient les mêmes; si elles guérissoient toutes par les mêmes crises, ou par les mêmes remedes, qui jamais eût pensé que beaucoup de circonstances diverses peuvent, chacune à leur maniere, influer sur elles et les modifier? On ne sauroit soupçonner de causes, lorsqu'il n'y a point d'effets : ou plutôt, ceux-ci n'existant pas, celles-là ne sauroient avoir lieu.

Mais l'observation nous fait appercevoir des différences entre les maladies: elle nous fait voir que ces différences suivent certaines lois, comme tous les phénomenes de la nature; que les changements produits par les maladies dans l'état des corps animés, ont des rapports réguliers avec certains faits antérieurs ou présents: nous pouvons donc déterminer ces rapports, ou l'enchaînement des effets avec ce qu'on appelle leurs causes; car nous pouvons savoir, quand nous voyons un fait, que tel autre l'a précédé; l'observation nous montre s'il s'y lie ou l'accompagne : et réciproquement, quand la cause se montre, nous prévoyons sans peine l'effet qui doit la suivre. L'observation peut donc apprécier l'action de toutes les circonstances qui en ont une véritable : elle peut réduire cette connoissance en regles fixes, la rendre plus exacte par la méthode, plus présente par l'habitude.

Je dis qu'elle peut le faire; je devrois dire qu'elle l'a fait. Qu'on parcoure sans prévention les travaux des vrais interpretes de la nature ; c'est à-dire de ceux qui décrivent naïvement les faits, qui ne font que les résumer dans des regles générales, que les traduire, en quelque sorte, d'une maniere plus abrégée, sans jamais forcer ni déguiser leur sens direct : qu'on voie dans quel esprit ils ont observé, assimilé, distingué, classé les maladies, soit d'après leurs phénomenes, soit d'après les causes qui les modifient : qu'on examine, par exemple, relativement aux épidémies, les recherches et les vues générales d'Hippocrate, de Baillou, de Sydenham, de Ramazzini, de Dehaen, de Stork, de Stoll, etc. etc. Mais que dis-je? les écrits du seul Hippocrate nous mettent en état de prononcer sur ce point. Qu'on parcoure donc ses admirables résultats sur les maladies des âges, des sexes, des climats, des saisons; qu'on les rapproche surtout de la nature, telle qu'elle peut se montrer, chaque jour, à l'observateur attentif : je ne crains pas de dire que la médecine a d'autant moins à redouter de cet examen, qu'il sera plus réfléchi, plus judicieux, plus impartialement sévere.

L'homme se trouve jeté comme au hasard au milieu des scenes du monde. Les objets passent en foule sous ses yeux. C'est par leurs différences et par leurs rapports qu'ils le frappent; c'est en les comparant entre eux et avec lui, qu'il apprend à les connoître; c'est en se comparant avec eux, qu'il apprend à se connoître lui-même. S'il ne les voyoit qu'isolés, sans les rapports qu'il peut avoir avec eux, sans les rapports qu'ils peuvent avoir entre eux relativement à lui, sans doute ils lui seroient tous inconnus. S'il n'appercevoit rien hors de lui, s'il ne pouvoit se mesurer à rien, il s'ignoreroit à jamais : ou plutôt il n'existeroit pas; car il ne seroit averti par aucune impression étrangere, de sa propre existence : or nous ne pouvons la concevoir dépouillée de ce qui la fait sentir. La nature a donc voulu que la source de nos connoissances fût la même que celle de la vie. Il faut recevoir des impressions pour vivre; il faut recevoir des impressions pour connoître : et comme la nécessité d'étudier les objets est toujours en raison directe de leur action sur nous, il s'ensuit que nos moyens d'instruction sont toujours proportionnés à nos besoins. Ce principe, incontestable en général, est peut-être encore plus frappant de vérité, dans son application aux objets de médecine, particulièrement à celui qui nous occupe maintenant. En effet, les modifications des maladies ne sont importantes à connoître, que parcequ'elles en dénaturent les phénomenes : mais dès-lors elles deviennent remarquables, elles le deviennent par cela même ; et les tableaux se trouvent nécessairement d'autant plus distincts, qu'il est plus essentiel de ne pas les confondre.

Mais la variété des maladies et leurs complications n'empêchent-elles pas absolument que nous puissions en avoir des notions completes ? La tête la plus vaste, la mémoire la plus heureuse, peut-elle avoir toujours présents à-la-fois, tant de souvenirs si divers ? Il est sûr que pour les fixer et les retenir, il faut pouvoir les rapporter à un certain nombre de chefs : et voilà ce qui rend les systêmes, considérés comme expositions méthodiques, absolument inévitables. Mais on a bien senti les erreurs où pouvoient conduire des classifications arbitraires et prématurées. Le danger étoit plus grand en médecine que dans aucune autre partie des sciences. Les meilleurs esprits ont donc pensé qu'il falloit observer long-temps encore chaque maladie, comme un être individuel, distinct de tout autre; qu'il étoit nécessaire de répéter, de multiplier les remarques et les essais, avant d'établir des axiômes généraux applicables à tous les cas. Ils ont dit, par exemple, qu'il étoit absurde de ranger sous le titre commun de phthisie, des maladies qui different absolument les unes des autres, et par leurs circonstances déterminantes, et par leurs phénomenes, et par le traitement qu'elles exigent: qu'il n'y a peut-être pas deux phthisies parfaitement semblables; que par conséquent il faut se borner à les décrire chacune en particulier, avec son génie et ses phénomenes propres: enfin, des hommes de mérite ont soutenu que cet empirisme qui se dépouille non seulement de toute hypothese, mais même de toute maniere générale d'assembler les faits, ou de tracer les indications des remedes, peut seul nous mettre sur la véritable route des découvertes utiles.

Les nosologistes, tels que Sauvages, Linné, Sagar, Vogel, et Cullen lui même, en rapportant toutes les maladies à des chefs principaux, en les rangeant par familles, comme les botanistes rangent les plantes, ont fait, il est vrai, des tables plus propres à secourir la mémoire d'un bachelier qui soutient these, qu'à montrer au praticien l'ordre dans lequel ses connoissances et ses plans de curation doivent être enchaînés. Quand ils ont voulu tout dire, ils se sont perdus dans de futiles détails : ils ont multiplié presque à l'infini les familles et les especes ; et plus ils auroient perfectionné ce plan, plus ils se seroient rapprochés des simples descriptions individuelles. Quand ils ont voulu, comme Cullen, ne faire aucun double emploi, ne tenir aucun compte des maladies symptomatiques ou déguisées, dont le traitement doit être différent de celui de la maladie qu'elles imitent ; ils ont laissé de grandes lacunes dans leurs tableaux, ils ont été forcés à regarder comme non-avenues une foule d'observations précieuses. Au lieu de s'étendre entre leurs mains, l'art s'est donc rétréci. En ramenant tout à des vues rigoureusement générales, espérant par-là remplir les vuides qui se trouvent encore dans l'ensemble le plus complet des faits médicaux, ils éteignent chez leurs lecteurs le véritable esprit d'observation; et la pratique qui résulte de leur maniere de considérer l'économie animale, est presque toujours mesquine, foible, et souvent erronée.

Mais s'il étoit vrai que chaque maladie differe essentiellement de toutes les autres; si l'on ne pouvoit se laisser guider dans son étude, par aucune regle générale; si l'on ne pouvoit parvenir à prévoir sa marche et ses crises, à leur approprier une méthode raisonnée et sûre de traitement: il est évident qu'on ne se feroit d'idée précise de cette maladie, que lorsqu'elle auroit parcouru tous ses périodes; et ce ne seroit qu'alors, c'est-à-dire quand il n'en seroit plus temps, qu'on pourroit donner aux malades des secours dirigés par d'évidentes et sages indications: en un mot, l'art n'existeroit point. Mais ceux qui combattent le plus vivement les nosologistes, sont bien éloignés d'en tirer ce résultat: l'empirisme qu'ils professent prête au contraire à la médecine un très grand pouvoir: ce sont eux qui manient le plus hardiment les grands remedes, qui s'en reposent le moins sur la nature ; qui mettant de côté toutes ces hypotheses futiles ou même dangereuses, par lesquelles la pratique est énervée et corrompue, recueillent les fruits les plus heureux de l'application courageuse et prudente de ces remedes énergiques. Ils se conduisent donc d'après des regles : sans cela comment oser seulement prédire que le mercure arrêtera les progrès d'un ulcere vénérien, que le quinquina coupera les accès d'une fievre opiniâtre ?

D'un autre côté, l'on se tromperoit beaucoup si l'on croyoit que les nosologistes et leurs partisans les plus zélés dirigent toujours leur pratique d'après ces ingénieuses mais infideles classifications. L'observation des maladies les dégoûte bientôt d'un ordre factice, dont l'application pratique est quelquefois impossible, presque toujours embarrassante, très souvent hasardeuse. Qu'arrive-t-il donc? le classificateur et l'empirique philosophe, quand ils ont également du talent, ne suivent pas des routes si différentes qu'on pourroit le croire. La nature les guide l'un et l'autre, comme par la main : elle leur montre les objets sous leurs véritables couleurs, les grave dans leur souvenir par des traits frappants, les y classe par des analogies ou des dissemblances réelles : elle résume enfin pour eux, èt souvent presque à leur insu, les généralités fondamentales qui doivent leur servir de guide. Cette méthode de la nature est aussi simple qu'étendue et féconde. On en trouve des traces dans les écrits de tous les bons praticiens; et c'est par elle seule, qu'ils ont mérité ce titre. La plupart, il est vrai, ne l'ont suivie que par un heureux instinct; mais, en les lisant, l'on sent à chaque page, qu'ils lui sont redevables de tous leurs succès.

Il y auroit assurément de la témérité à penser que tant de bons esprits qui mettoient sans cesse en pratique cette méthode, l'ont toujours entièrement méconnue : mais quoique les hypotheses les plus erronées en offrent des traces précieuses, auxquelles même peut-être elles ont dû leur éphémere célébrité, personne que je sache ne l'a développée d'une maniere précise et complete. Je vais essayer d'en indiquer le mécanisme, en attendant que je l'expose plus en détail, dans un tableau général de nosologie, de matiere médicale et de thérapeutique, auquel cette méthode servira de base commune.

A considérer les maladies par leurs causes, ou par leurs circonstances déterminantes, et par la liaison, les rapports et la gravité de leurs symptômes ; c'est-à-dire, à les considérer dans leur ensemble et sous toutes leurs faces, l'une ne ressemble jamais à l'autre. Deux rhumes, deux simples fievres éphémeres ne sauroient être exactement les mêmes : il y a toujours, comme dans les physionomies les plus semblables en apparence, des traits ou des nuances qui les distinguent. Or les moindres modifications dans leur caractere pouvant en apporter d'analogues dans leurs traitements, il importe d'étudier chaque cas en lui-même, afin de tirer de la combinaison ou de la dépendance naturelle de ses phénomenes, un plan raisonné de conduite, comme l'on cherche le mot d'une énigme, dans chacune, dans l'ensemble et dans les rapports mutuels des propositions qui la composent. Pour apprécier au juste une maladie, il faut donc savoir la valeur des différents phénomenes dont elle peut être formée ; il faut savoir de plus, si, dans chaque nouvelle combinaison, ils ne sont pas tellement dénaturés, qu'ils résistent à l'efficacité des moyens par lesquels on les a combattus utilement dans plusieurs autres : car alors, il faut en convenir, la médecine flotteroit souvent au hasard et sans boussole sur une mer inconnue.

Quand les hommes observent pour la premiere fois, ils notent les faits les plus saillants; ils les comparent entre eux, ils placent sur la même ligne ceux qui se lient par des rapports. Des observations nouvelles leur font appercevoir de nouveaux faits, plus déliés ou moins importants, lesquels se trouvent enchaînés par des rapports analogues. Elles leur apprennent que les uns et les autres peuvent être diversement gradués, diversement combinés et nuancés; et qu'enfin, dans tous les objets de nos recherches, d'un petit nombre de faits communs, se forment tous les faits particuliers, quelque admirable que soit leur variété, quelque infinie que soit leur multitude. C'est ainsi que dans le chant et dans la voix parlée, très peu de sons suffisent pour peindre toutes les affections de l'ame; que les moyens peu variés par lesquels les organes de la bouche changent en langage déterminé les cris accentués du larynx, donnent à l'expression du sentiment la précision de la pensée; car toutes ces modifications, désignées par les grammairiens, sous le nom de consonnes, se réduisent à un petit nombre : c'est encore ainsi que quelques signes suffisent pour fixer, par l'écriture, les richesses des différents idiômes, ou les prestiges de la musique la plus savante.

En notant avec soin ce qui peut séduire, émouvoir ou convaincre dans la marche du discours, dans les images, dans la forme du raisonnement, les anciens rhéteurs s'apperçurent bien vîte, que ces beautés, ou plutôt les moyens par lesquels on les produit, ne different pas autant qu'ils paroissoient d'abord devoir le faire; et qu'en réunissant sous le même titre, ceux qui se ressemblent, on les peut tous réduire à un petit nombre de chefs ou de résultats communs. Or ces résultats, ou les regles qu'ils expriment, sont comme les baguettes magiques de l'éloquence et de la poésie; baguettes qui n'ont jamais, à la vérité, de pouvoir que dans les mains des enchanteurs.

Toutes les remarques précédentes s'appliquent également aux objets que présente l'observation des maladies. A chaque cas nouveau, l'on croiroit d'abord que ce sont de nouveaux faits; mais ce ne sont que d'autres combinaisons, ce ne sont que d'autres nuances. Dans l'état pathologique, il n'y a jamais qu'un petit nombre de phénomenes principaux; tous les autres résultent de leur mélange et de leurs différents degrés. L'ordre dans lequel ils paroissent, leur importance, leurs rapports divers, suffisent pour donner naissance à toutes les variétés des maladies. Depuis la douleur la plus foible, jusqu'à la plus insupportable ; depuis l'incommodité la plus simple, jusqu'à la maladie la plus compliquée ; depuis la fievre éphémere, jusqu'à la peste, on ne retrouve par-tout que les mêmes traits, les mêmes couleurs générales : c'est de leurs alliances, de leurs teintes, de leurs contrastes, que la nature fait sortir cette multitude de tableaux, si différents les uns des autres, au premier coup-d'œil ; comme on vient de voir que l'art savoit, au moyen d'une très petite quantité de signes, reproduire aux yeux tous les chefs-d'œuvre du génie musical, ou leur faire entendre toutes les merveilles de la parole.

Cette méthode symptomatique est l'ouvrage de la nature elle-même : elle n'a rien de l'arbitraire des méthodes factices. Elle simplifie l'observation des maladies, leur histoire et leur traitement. Elle ne dispense pas, il est vrai, d'étudier le génie propre de celles qui en ont véritablement un, ni de rechercher les effets particuliers des remedes spécifiques, qui, pour le dire en passant, sont beaucoup plus rares qu'on ne pense : mais elle aide la mémoire, sans égarer le jugement, et n'est pas moins un guide sûr dans la pratique de la médecine, qu'un moyen naturel d'en lier les connoissances. Plus on s'en éloigne, et plus on s'égare; plus on la suit scrupuleusement, et plus on obtient de succès. Voilà ce que nous apprennent l'expérience journaliere, et la lecture réfléchie des écrivains de pratique de tous les siecles.

La troisieme objection, quoique plus spécieuse que les précédentes, ne peut donc soutenir un examen sévere.

§. VI.

Examen de la quatrieme objection.

Je passerai rapidement sur cette quatrieme objection : elle ne mérite pas de discussion détaillée. En effet, qu'a-t-on besoin de connoître la nature des remedes, pour voir les changements qu'ils produisent dans les corps? On ne connoît pas davantage celle des aliments ; cependant on observe que leurs effets different; on observe qu'ils different suivant les circonstances où se trouve celui qui les prend, suivant la maniere dont il les emploie : et l'on tire sur ce point, d'une longue suite d'expériences, des regles fondées sur toutes les bases des certitudes humaines. La maniere de raisonner touchant l'action et l'emploi des remedes est la même. Il nous est donc inutile de savoir quelle est la nature du quinquina, pour remarquer son pouvoir spécifique dans les fievres intermittentes ; quelle est celle de l'antimoine ou du mercure, pour nous assurer que, moyennant certaines combinaisons, l'un fait vomir, que l'autre, sous plusieurs formes différentes, guérit les maladies vénériennes (1). Des essais réitérés peuvent nous apprendre qu'un remede produit tel effet, dans tel cas,

(1) « Il faut tirer toutes les regles de pratique, non d'une suite de raisonnements antérieurs, quelque probables qu'ils puissent être, mais de l'expérience dirigée par la raison. Le jugement est une espece de mémoire, qui rassemble et met en ordre toutes les impressions reçues par les sens : car, avant que la pensée se produise, les sens ont éprouvé tout ce qui doit la former ; et ce sont eux qui en font parvenir les matériaux à l'entendement. »

HIPPOCRATE, Παραγγελίαι.

Voilà ce qu'Aristote a dit depuis dans cet axiôme si célebre chez les modernes, et si bien développé dans les écrits de Locke, d'Helvétius, de Bonnet et de Condillac : *Nihil est in intellectu, quod prius non fuerit in sensu.* Mais Hippocrate peint, en quelque sorte, ce qu'Aristote ne fait qu'énoncer.

sous telle condition; que, dans d'autres cas, son effet est différent ou contraire; qu'en le modifiant, le combinant avec certains moyens donnés, on obtient encore de nouveaux résultats. Tout cela, c'est l'observation qui nous l'enseigne; et quand nous connoîtrions la nature du remede, les faits notés en l'éprouvant ne seroient ni plus certains, ni mieux liés entre eux. Or pour assurer sa marche dans toute science expérimentale, l'homme n'a besoin que de constater les faits; de leur donner dans son esprit, autant qu'il est possible, le même ordre et les mêmes rapports qu'ils ont dans la nature; de n'en tirer que les conséquences qui s'y trouvent expressément renfermées.

§. VII.

Examen de la cinquieme objection.

Les difficultés de l'art, alléguées dans la cinquieme objection, sont réelles; mais elles ne sont pas insurmontables. Hippocrate a dit, avec cette énergie et cette rapidité d'expression qui le caractérisent : « La vie est courte, l'art est long, l'occasion fugitive, l'expérience périlleuse, le jugement difficile. » — L'expérience est périlleuse, j'en conviens :

et s'il est une fonction qui demande toutes les éminentes qualités de l'esprit, c'est sans doute celle de tirer de justes indications des symptômes d'une maladie, d'observer l'effet des remedes, d'établir des regles d'après lesquelles on puisse les employer à l'avenir avec sûreté. Mais quand on dit qu'un art est difficile, on est bien loin de dire qu'il n'existe pas : on dit implicitement le contraire. Le même Hippocrate fait à ce sujet, dans son traité de la *Médecine primitive*, une observation pleine de bon sens : elle me paroît réduire la question à ses véritables termes. — « Si la médecine n'étoit pas un art comme tous les autres, il n'y auroit, dit-il, ni bons ni mauvais médecins : ils seroient tous également bons, ou plutôt ils seroient tous également mauvais ». — En effet, il ne peut y avoir de différence entre les hommes qui cultivent un art, que lorsque les regles de cet art sont dans la nature : alors seulement les uns peuvent les connoître, les autres les ignorer. Quand elles n'y sont pas, elles sont également inconnues à tous.

Il faudroit se répéter jusqu'au dégoût, si l'on vouloit répondre en détail à chaque membre de cette cinquieme objection. Elle a été réfutée plusieurs fois indirectement dans le cours de cet écrit. En rendant compte de la maniere dont se forme le tableau de nos connoissances, en indiquant les moyens que nous avons de le tracer, en faisant voir leur rapport constant avec nos besoins, je crois avoir donné la solution complete, non seulement de la question présente, mais même de plusieurs autres questions subsidiaires qui s'y trouvent liées.

Mais sans chercher à prouver encore que les hommes ont été poussés, par un besoin très impérieux, vers l'étude de la médecine; que tous les objets en peuvent être soumis aux sens; que ses principes résultent directement des faits recueillis par l'expérience: je prie le lecteur d'observer, à l'égard des difficultés que présente l'application de ces principes ou des doutes dont leurs conséquences sont obscurcies, qu'avant d'en rien conclure contre la médecine, il seroit convenable d'examiner si les autres arts sont en effet susceptibles de cette marche précise et mathématique, de ces certitudes rigoureuses qu'on lui reproche de ne pas admettre.

Avec des tables de logarithmes, l'homme le plus borné fait des calculs dont il ignore absolument le mécanisme. Son travail ne demande ni esprit, ni connoissances, ni réflexion : le succès ne dépend jamais du talent; il ne dépend que de la connoissance de la formule. Quand on dit que les principes de notre art sont incertains, veut-on dire qu'ils n'ont pas ce genre de certitude? Quand on dit qu'ils sont d'une application difficile, veut-on dire que, pour la faire constamment avec succès, il ne suffit pas de placer les données du problême à côté d'une table qui nous en offre la solution toute trouvée? Je suis très éloigné de penser que la connoissance particuliere des maladies, ou celle de l'effet des remedes, puisse être portée jusqu'au degré de précision qui caractérise les certitudes du calcul : je prétends encore moins que le pronostic soit susceptible de cette précision, en quelque sorte purement intellectuelle. Tout ce qui tient à la pratique de la médecine exige sûrement beaucoup d'opérations d'un genre très différent de celles qu'une simple formule suffit pour faire bien exécuter. Ni les inventeurs qui se sont ouvert de nouvelles routes, ni les esprits philosophiques qui ont pris soin d'ordonner leurs observations en corps de doctrine, malgré les travaux importants dont nous sommes redevables aux uns et aux autres, ne peuvent encore faire rien de plus que diriger le praticien dans ses recherches, en mieux circonscrire à ses yeux les objets, fortifier son expérience de celle des siecles précédents : et peut-être a-t-il besoin d'autant de talent pour bien se servir de leurs résultats, qu'eux-mêmes pour les trouver.

Mais quels sont les arts qui ne demandent point des talents et des efforts? En est-il un seul où les succès puissent être rigoureusement calculés d'avance? Phidias ébauche une statue ; il a le sentiment des beautés sublimes dont il la revêt dans son cerveau : cependant il n'est point rigoureusement sûr d'exécuter ce qu'il a conçu. Homere dessinant un poëme épique, Racine traçant le plan d'une tragédie, Pergolese combinant les effets que doivent produire d'heureuses et savantes alliances de sons, ne peuvent être assurés de faire un bon ouvrage. Leurs succès antérieurs, leurs grands talents, le travail le plus assidu, ne sauroient les rendre entièrement maîtres de l'avenir : il est une foule de circonstances qui peuvent faire avorter leur dessein le plus beau, leurs espérances les mieux fondées.

L'agriculture est un art. Elle a dans la nature des regles qui sont déja découvertes, ou que l'on cherche à découvrir : l'observation journaliere l'étend et la perfectionne. Elle est un art, pour revenir à la définition d'Hippocrate, parcequ'il y a des gens qui cultivent bien, et d'autres qui cultivent mal. Le plus habile cultivateur, après avoir préparé son champ, se détermine, sur la foi de l'expérience, à confier ses semences à la terre. Toutes les précautions, tous les moyens reconnus utiles, dans les circonstances données, il les met en usage : toutes les probabilités lui promettent une bonne récolte ; dans un certain nombre d'années, prises ensemble, très certainement elle sera meilleure que celle de son voisin négligent et sans lumieres. Mais pour une année déterminée, pour celle, par exemple, où nous supposons qu'il a redoublé de soins, les paris en sa faveur ne seroient fondés que sur des vraisemblances. Qui sait si la gelée, la grêle, ou d'autres évènements désastreux, ne viendront pas renverser sa prévoyance et ses travaux ? Le médecin se trouve précisément dans le même cas. Il connoît la maladie ; il a préparé le malade ; il donne le remede. Dès ce moment, on doit regarder la curation comme étant, à quelques égards, à la merci de la fortune ; c'est-à-dire , comme dépendante d'une foule de nouvelles circonstances, dont l'éventualité et les effets se dérobent à tout calcul précis.

Mais quoiqu'il soit possible qu'un vomitif n'excite pas le vomissement, ou qu'un purgatif ne purge pas : quand j'emploie ces remedes dans un cas qui les exige, à la dose, avec les précautions convenables, je n'en suis pas moins assuré d'avance de leur opération ; non par des certitudes mathématiques, mais par toutes les certitudes morales, dont l'homme est bien forcé de se contenter pour la pratique de la vie, et qui lui suffisent toujours, à raison même de ce qu'elles sont les seules que sa nature comporte dans le fait ou le positif.

Parmi les écrivains qui ont attaqué le plus vivement la médecine par des arguments ou des sarcasmes, on compte, il faut l'avouer, plusieurs penseurs, plusieurs philosophes, qu'à cause des préjugés funestes qu'ils ont contribué à détruire, l'humanité doit mettre au rang de ses principaux bienfaiteurs. Occupés du noble projet de donner une marche plus sûre à l'esprit humain, et de perfectionner toutes les parties des sciences, ils ont poursuivi par-tout, la torche à la main, les idées fausses ou vagues. N'en doutons pas : s'ils ont traité notre art d'une maniere si peu favorable, c'est qu'ils le considéroient comme une véritable superstition; et s'ils ont voulu renverser les idées qu'on s'est faites dans tous les temps de sa puissance, c'est qu'ils ne les jugeoient propres qu'à nourrir la crédulité publique, à cultiver cette malheureuse disposition de notre esprit, qui le porte si souvent à prononcer sans motif, à conclure sans preuves. Mais ils n'ont pas voulu voir qu'en ébranlant ses bases, ils ébranloient celles de toutes les sciences; ils n'ont pas voulu voir, par exemple, que ses principes sont plus certains que ceux de la morale elle-même, dont néanmoins le perfectionnement étoit le but principal de leurs travaux.

Je m'explique.

Les causes des mouvements physiques sont beaucoup plus régulieres et plus constantes dans leur action, que celles des mouvements moraux. Les signes des maladies sont plus évidents, moins variables, plus à la portée des sens observateurs, que les signes des affections de l'ame. L'effet des substances qu'on peut appliquer au corps, est plus immédiat, plus sûr, plus facile à constater, que celui des remedes de la morale, c'est-à-dire que l'effet des lois, de l'instruction ou des habitudes. Il sera toujours plus facile de se faire des regles pour imiter, dans des cas analogues, les cures du premier genre, que pour répéter celles du second. J'ajoute que la correspondance intime du corps avec ce qu'on appelle l'être moral, et la dépendance des idées ou des passions, relativement à l'état des organes, à la nature des impressions qu'ils reçoivent, font que la morale ne peut être solidement établie que sur les connoissances physiologiques et médicales; que, pour tracer ses méthodes ou ses leçons-pratiques, le moraliste devroit presque toujours s'adresser d'abord au médecin. Souvent c'est un régime, ce sont des remedes appropriés, et non des raisonnements, des exhortations ou des menaces, qu'il faut mettre en usage pour ramener les hommes dans les routes de la sagesse et de la vertu : et si l'on considere les choses plus en grand, sans doute l'éducation publique, pour fortifier les âmes doit fortifier les corps, pour régler les habitudes morales doit régler les habitudes physiques, pour corriger les passions doit commencer par corriger les tempéraments.

Comme il sera encore question ci-après

des difficultés qui se rencontrent dans la pratique de la médecine, difficultés dont personne, j'ose l'assurer, ne sent plus le poids que moi-même, je n'en dirai pas davantage dans ce moment.

Et si l'on ajoute qu'il reste dans les traitements des maladies une infinité de points douteux; que même plusieurs de ces maladies sont, dans l'état présent de l'art, absolument incurables (1), j'en conviendrai sans peine. Tout n'est pas éclairci. Plusieurs altérations morbifiques, portées à un certain degré, bravent malheureusement tous les moyens connus. Il en est aussi plusieurs qui deviennent mortelles par leur seule durée. Mais quelques doutes isolés peuvent-ils ébranler un enchaînement d'évi-

(1) Une maladie n'est incurable, que parceque nous n'avons pas entre les mains les instruments nécessaires à sa guérison. Ce vice de la médecine, si toutefois c'en est un, ne lui est point particulier; il est commun à tous les arts. Le forgeron ne peut forger sans feu et sans marteau; le navigateur faire route sans gouvernail, sans voiles, ou sans rames. S'ensuit-il que l'homme ne sait ni travailler les métaux, ni se conduire sur les mers? Quand le médecin n'a pas le temps de saisir tous les traits de la maladie, quand ceux qui la caractérisent ne lui sont pas suffisamment connus; quand les moyens de guérison sont hors de sa portée, on doit dire que les instruments de son art lui manquent : mais on n'en peut rien conclure contre l'existence réelle, les principes et l'utilité de l'art lui-même.

Voyez HIPPOCRATE Περὶ τέχνης.

dences? quelques maladies incurables doivent-elles faire renoncer à guérir celles qui peuvent l'être? Le travail infatigable et le temps dévoileront enfin des vérités que la nature nous cache encore; ils porteront un jugement définitif sur les points litigieux; ils nous apprendront, peut-être, les moyens de suspendre et de changer tous les mouvements irréguliers de l'économie animale, sans aucune exception. En attendant, jouissons des vérités déja conquises; gardons un opiniâtre scepticisme sur tout ce qui n'est pas certain; efforçons-nous sans relâche de reculer les limites d'un art dont le pouvoir est si précieux à l'humanité : et s'il est quelques objets qui résistent invinciblement à nos recherches, songeons qu'un problême est comme résolu, quand il est une fois reconnu pour insoluble.

§. VIII.

Examen de la sixieme objection.

La sixieme objection est beaucoup plus à la portée de tous les esprits : elle fait en général une grande impression; et il est aisé de voir que cela doit être ainsi.

Les écrivains de médecine sont divisés sur les principes : les praticiens le sont sur les plans de traitement. On voit les systêmes, renversés les uns par les autres, se succéder avec rapidité : on voit les méthodes curatives subir les mêmes variations. C'est du moins ce qu'on croit appercevoir, au premier coup-d'œil, en comparant les prétentions et les récits de toutes les différentes sectes. Des artistes qui ne seroient d'accord, ni sur les généralités fondamentales de leur art, ni sur la maniere d'en faire l'application, pourroient, il faut en convenir, inspirer quelque défiance à des juges peu crédules. S'il est vrai, le plus souvent, que lorsqu'Hippocrate dit oui, Galien dise non, n'est-on pas en droit de présumer que les regles d'après lesquelles ils observent et jugent, n'ont aucune base commune aux bons esprits ; que par conséquent elles sont, de part et d'autre, également futiles et vaines ? Il n'est peut-être personne chez qui cette simple considération n'ait fait naître des doutes ; il est même peu de médecins, du moins parmi ceux qui sont dans l'habitude de compter avec leur raison et leur conscience, qu'une affligeante incertitude n'ait fait reculer d'effroi dès l'entrée de la carriere. Mais la lecture plus réfléchie des livres, l'examen attentif des diverses pratiques, sur-tout un coup-d'œil plus profond, jeté sur la nature elle-même, doivent nous fournir les moyens de lever ces difficultés, si toutefois il est possible de le faire d'une maniere satisfaisante.

J'observe d'abord que les opinions théoriques portant toutes, non sur les faits, mais sur la maniere dont ils se produisent, il importeroit peu qu'elles différassent, pourvu que la pratique ne marchât qu'à l'aide des faits, et ne sortît jamais des indications qu'ils lui fournissent. Si, par exemple, les mathématiciens, tels que Pitcarn, ne se conduisoient pas autrement dans la curation d'une pleurésie, que les solidistes, tels qu'Hoffmann, ou les chymistes, tels que Silvius; si les uns et les autres ayant appris, par leurs observations propres, ou par celles d'autrui, l'effet constant des remedes qu'on peut employer en pareil cas, ne se servoient de leur hypothese que pour lier en corps toutes leurs idées; s'ils s'en tenoient obstinément, pour former leurs vues de pratique, au simple résultat de l'expérience : il est clair que ces différentes sectes ne seroient opposées les unes aux autres, que sur des points tout-à-fait étrangers au véritable objet de l'art, et que nous devrions regarder ces oppositions de principes avec la même indifférence que les gens sensés regardent, en morale, toutes les opinions qui n'influent pas sur la conduite.

Si chaque secte, au contraire, non contente d'avoir fait cadrer, tant bien que mal, son hypothese avec les faits, en vient jusqu'à prétendre asservir les faits à son hypothese; si elle veut que la nature obéisse à des rêves, ce n'est pas à l'art qu'il faut s'en prendre : il n'y est pour rien; et de pareilles erreurs tiennent même à la violation de ses regles fondamentales. Les folies et les absurdités n'anéantissent point la sagesse et la raison; elles les supposent : le désordre suppose l'ordre, et le mensonge la vérité; car les contraires ne sauroient se concevoir sans leurs contraires. Ainsi l'on peut affirmer que l'art existe, par la même raison qui fait avancer qu'il n'existe pas; c'est-à-dire, parceque la méthode de philosopher, que l'esprit de systême y porta tant de fois, differe essentiellement de celle qui mene à des conclusions certaines, ou de la bonne méthode, dont nous n'aurions aucune idée si elle n'étoit pas dans la nature (1).

(1) Il ne suffit pas de prouver qu'on a mal raisonné en mé-

Ne mettons, au reste, ni trop ni trop peu d'importance aux théories. La seule théorie qui n'égare jamais, n'en mérite pas le nom, à proprement parler. Elle ne va pas plus loin que l'observation : elle n'est que l'observation elle-même. Les autres se hâtent de ranger d'avance tous les faits sous des vues générales qui ne se rapportent qu'à un petit nombre d'entre eux : par conséquent elles doivent nous induire presque toujours en erreur. Elles peuvent cependant nous faire rencontrer juste quelquefois ; car il est sûr que les plus absurdes se sont appuyées, dans l'origine, sur des expériences incontestables. Le tort de leurs auteurs a été de donner à ces expériences un sens trop étendu ; de faire un système complet de ce qui pouvoit à peine fournir quelques vues de détail. Quand on veut expliquer l'économie animale par les lois de la mécanique, de la physique, de la chymie, ou par quelque hypothese philosophique prise ail-

decins : pour tirer de là, quelque conclusion contre cet art, il faudroit prouver qu'on ne peut pas y bien raisonner. « Tous les arts, dit Hippocrate, sont dans la nature : si nous l'interrogeons convenablement, elle nous révélera toutes les vérités qui tiennent à chacun d'eux ; elle nous garantira des erreurs que l'ignorance ne manque jamais d'y introduire. L'art s'épurera : mais l'art existoit malgré ces défauts. »

leurs que dans l'observation même du corps vivant, on se trouve arrêté, pour ainsi dire, à chaque pas : les exceptions à la regle deviennent bientôt plus nombreuses que les faits qui s'y trouvent conformes; et non seulement on est forcé de reconnoître combien ces hypotheses sont insuffisantes pour lier les fragments de la science, mais on s'apperçoit facilement qu'elles entraînent des fautes sans nombre dans la pratique. Ira-t-on conclure de là, qu'il n'y a rien de chymique, de physique, ou de mécanique dans les fonctions vitales? on auroit bien tort, sans doute : et s'il en étoit ainsi, qui jamais eût trouvé, qui même jamais eût cherché de pareilles explications? Les bons esprits les rejettent, non parcequ'elles n'expliquent rien, mais parcequ'elles n'expliquent pas tout; parcequ'elles ne sont rigoureusement applicables qu'aux mêmes faits, plus ou moins nombreux, dont on les a tirées : et s'il est vrai que leurs sectateurs les plus raisonnables les abandonnent au lit des malades, peut-être n'ont-elles pas, à beaucoup près, toutes les mauvaises conséquences qu'on devroit en attendre.

Une preuve que la nature corrige sourdement, par l'expérience, ce que les principes peuvent avoir de vicieux ; une preuve qu'elle force les médecins qui ne sont pas entièrement dépourvus de jugement et de tact, à suivre une méthode à-peu-près uniforme ; c'est que, malgré le ton décisif dont on objecte le contraire, la pratique de tous les siecles est au fond la même. Les tableaux de maladies que nous ont laissés les anciens sont encore frappants de vérité : on enseigne dans nos écoles leurs regles de diagnostic et de pronostic : nos indications générales de traitements sont absolument les mêmes que les leurs ; nous les traçons d'après les mêmes motifs. Depuis Hippocrate jusqu'à nos jours, il est sûr que les observateurs ont retrouvé ce qu'il avoit vu. Aretée, Alexandre de Tralles, Aëtius, Cœlius-Aurélianus, Celse, Galien, sont encore pour nous des guides sûrs. Dans notre Europe moderne, les restaurateurs de la médecine les ont suivis pas à pas. Sennert et Lommius n'ont fait que les abréger, que mettre leurs observations dans un meilleur ordre. Vallesius, Duret, Houllier, Prosper Alpin, Baillou, Prosper Martian, Fernel, Riviere, et tant d'autres qu'il seroit trop long de nommer, leur doivent tous leurs succès : c'est en se faisant leurs disciples qu'ils ont mérité d'être placés à côté d'eux; et dans ce siecle même, où des travaux sans nombre ont enrichi l'art de quelques découvertes réelles, les médecins dignes d'être comparés à nos premiers maîtres n'ont obtenu cet honneur, n'ont appris *à les surpasser quelquefois, qu'en les imitant presque toujours.*

On peut donc nier que la pratique ait en effet changé d'un siecle à l'autre: on peut nier que les vues des bons praticiens different essentiellement. La grande quantité de points dans lesquels ils se trouvent entièrement conformes, ne prouve pas mieux l'éternelle régularité de la nature, que l'inébranlable certitude de l'art. Elle prouve l'une, parcequ'elle prouve l'autre. Car si, dans des circonstances données, la nature produit toujours les mêmes phénomenes; et si l'art peut changer, à son gré, plusieurs de ces circonstances, ce qui ne sauroit être mis en doute: il s'ensuit qu'il agit, dans la même proportion, sur les phénomenes; que ces derniers peuvent dépendre de lui, précisément au même degré.

Or je reviens à l'historique de l'art; et je dis que sa puissance s'est toujours exercée par les mêmes moyens. A quelque temps de la médecine qu'on se transporte, quelque secte, ancienne ou moderne, étrangere ou nationale, qu'on interroge, on retrouve toujours les mêmes motifs généraux, les mêmes regles, les mêmes plans. Les praticiens ont toujours combattu l'état inflammatoire, par la saignée et le régime antiphlogistique (1) : ils ont toujours conseillé les vomitifs dans l'état de plénitude de l'estomac, les purgatifs dans celle des intestins: pour la sécheresse et la roideur, ils ont ordonné les bains tiedes, pour le relâchement et la foiblesse, les bains froids, les toniques. Ils proposent tous également d'évacuer le superflu, de restituer ce qui manque, d'exciter la nature languissante, de réprimer sa fougue inconsidérée : en un mot, il n'est aucune maladie douée d'un génie constant, que la saine pratique ne traite aujourd'hui par les mêmes remedes, ou du moins par des remedes du même genre qu'autrefois.

Ce qui peut, au reste, occasionner quelque confusion à cet égard, c'est que tous les écrivains ne donnent pas les mêmes acceptions aux mêmes mots. L'un entend par *fievre ardente*, une vraie fievre inflam-

(1) Il faut en excepter quelques modernes ; on verra bientôt pourquoi.

matoire (1), et conseille la saignée ; l'autre désigne sous ce nom, une maladie de la classe bilieuse, et proscrit toute évacuation de sang. En paroissant se contredire, ils n'en sont pas moins d'accord sur les principes fondamentaux des indications : ils disent les mêmes choses en d'autres termes ; ils different seulement par la langue particuliere que chacun d'eux emploie. Car toutes les fois qu'au lieu de donner un nom à la maladie, ils la décrivent ; toutes les fois qu'ils cherchent à nous montrer, dans la juste estimation des symptomes, les motifs de leur plan de traitement : ils s'éloignent si peu les uns des autres, qu'un lecteur instruit devine sans peine d'avance, non sans doute leurs formules précises, mais le but très déterminé qu'ils veulent atteindre, mais la nature particuliere des moyens qu'ils mettront en usage. J'en appelle, sur ce point, au témoignage des personnes qui ont lu les observateurs avec l'attention convenable.

Oui, la pratique des bons médecins est uniforme, dans tous les siecles et dans tous

(1) Les anciens, par exemple, regardoient le *corium* inflammatoire comme un produit bilieux ; plusieurs modernes ont confondu certaines fievres bilieuses avec les maladies inflammatoires, etc. etc.

les pays, comme la nature elle-même : elle l'est autant ; il ne faut pas prétendre qu'elle le soit davantage : car le cours des siecles apporte des changements notables dans les maladies ; et les climats leur impriment certains caracteres propres. Mais l'art n'établit pas mieux la solidité de ses principes en saisissant la nature dans ses regles, qu'en l'épiant dans ses exceptions.

On insistera peut-être ; et l'on dira que cette considération, quelque poids qu'on lui donne d'ailleurs, n'explique point ces éternelles contestations qui produisent, au lit des malades, tant de scenes scandaleuses ou ridicules. Si les médecins qui écrivent sont d'accord, ceux qui parlent ne le paroissent guere ; et s'il est possible de rapprocher les uns, il l'est assurément fort peu de prêter aux autres les mêmes vues.

En répondant qu'il suffit de prouver rigoureusement la certitude de la médecine, telle que la nature bien interrogée l'enseigne aux hommes, et que d'ailleurs on peut abandonner la cause de ceux qui l'exercent ; je n'aurois justifié ni l'opposition des écrivains dont je viens de parler, ni celle des praticiens, sur laquelle l'objection porte particulièrement. En ajoutant que l'amour-propre, ou d'autres passions plus viles sont d'ordinaire l'unique source des contestations entre ces derniers, et que de misérables intérêts n'égarent leur jugement, qu'après avoir corrompu leur conscience : je les justifierois encore plus mal; et cette maniere de les juger seroit, j'ose le dire, aussi peu digne de moi, que du corps de savants le plus respectable, peut être, qui ait existé dans tous les âges (1). Non, sans doute, les médecins ne sont point autant de jongleurs avides, se servant de tous les moyens pour faire valoir chacun sa drogue, et dépriser celle qui se débite sur le trèteau voisin : non, la bonne foi, la candeur, l'amour de la vérité, l'amour du genre-humain, au service pénible duquel leur art les dévoue, tous les devoirs de l'homme juste et toutes les affections de l'homme sensible, ne sont point étrangers à leur cœur. Plusieurs d'entre eux pratiquent dans le silence les vertus pénibles de leur état. Ils se jugent eux-mêmes avec sévérité; ils jugent leurs confreres avec indulgence. Ils combattent des avis hasardés, non parceque ces avis ne sont pas les leurs, mais parcequ'ils les croient dangereux. Ils concilient tout ce qui peut l'être, sans préjudice

(1) Il seroit trop niais de dire qu'il n'y a point de charlatans parmi les médecins : mais il est d'une grande injustice d'établir que le plus grand nombre sont des charlatans.

pour les malades : et s'ils s'élevent avec force contre l'ignorance ou l'astuce, cette imputation qu'ils ne cherchent tous qu'à se contredire, que la paix est à jamais bannie de leurs discussions, doit être regardée comme d'autant plus injuste, qu'on veut la rendre plus générale. On a vu dans tous les temps des médecins, on en rencontre encore un grand nombre dans tous les pays, qui s'excitent les uns les autres au bien, par de nobles exémples ; qui s'encouragent dans leurs travaux, et confondent leurs lumieres pour l'avantage de l'humanité.

Mais sans entreprendre une vaine apologie, on peut répondre direçtement à l'objection. Quand deux médecins adoptent des vues contradictoires ; quand ils conseillent des remedes d'un genre différent, vous en concluez très mal que l'un d'eux est nécessairement dans l'erreur. En restant opposés, ils peuvent avoir également raison ; ils peuvent suivre des routes diverses pour arriver au même but. Leur unanimité ne prouveroit pas qu'ils se conduisent bien ; leur opposition ne prouve pas qu'ils s'égarent. Ceci demande quelque éclaircissement.

Dans chaque maladie, la nature emploie

une certaine série de mouvements pour changer l'état morbifique et ramener la santé. Ces mouvements sont d'ordinaire les mieux appropriés à ses vues et à ses moyens ; et lorsqu'elle paroît entièrement libre dans son choix, elle les affecte de préférence, comme nous l'avons déja dit ci-dessus. Mais la crise qui ne peut s'accomplir par un émonctoire, elle la tente par un autre ; elle fait par les sueurs ce qu'elle n'a pu faire par les selles ou par les urines. Il n'est aucun genre d'évacuation qui ne puisse être suppléé ; il n'en est aucun peut-être qui ne puisse être mis à la place de tout autre, quel qu'il soit. Or la terminaison critique ne devant plus être la même, les efforts qui la préparent, et l'ordre dans lequel ils sont enchaînés, éprouvent des changements analogues. La nature peut donc employer, presque toujours, plusieurs méthodes différentes en tout point. J'ai déja cité la pleurésie pour exemple : on peut en dire autant de la fievre ardente, qui se guérit tantôt par des saignements de nez, tantôt par des sueurs ou par une diarrhée bilieuse, tantôt par un mouvement fébrile, ou par une jaunisse critique.

Les maladies spasmodiques sont rarement susceptibles d'une solution franche et complete : cependant le principe conservateur de la vie n'y reste pas dans l'inaction. Le flux hémorrhoïdal, certaines fievres salutaires, ou d'autres incommodités plus régulieres et plus propres à subir une bonne crise, sont des ressources que ce principe semble se ménager pour les cas opiniâtres, et desquelles il fait usage lorsqu'il ne peut rien tenter de mieux. Quelquefois même il se sert alors des mouvements convulsifs. Ce dernier moyen est à la vérité précaire et dangereux : il réussit rarement, presque toujours il aggrave ; et il peut même rendre mortelles les maladies où les nerfs et le cerveau sont essentiellement intéressés. Mais la proposition générale que j'avance n'en est pas moins certaine : il est encore certain, par conséquent, que les médecins peuvent, sans cesser d'imiter la nature, suivre des indications assez variées, et se tracer différents plans de curation.

Quoique la saignée et le régime antiphlogistique soient parfaitement appropriés aux maladies inflammatoires, Vanhelmont et Lobb y faisoient de très belles cures par les sudorifiques. Sydenham traitoit les affections, dites vaporeuses, par les martiaux ; Hoffmann par les nervins et les gommes fétides ; Boerrhaave par les savonneux et les fondants ; Robert Whitt par les stomachiques, le quinquina, les amers ; Pomme par les délayants, les bains tiedes, les bains froids ; Barthès (1) par ce qu'il appelle la méthode perturbatrice, c'est-à-dire par l'alternative des calmants et des excitants ou des toniques ; les Staalhiens par les astringents modérés, et sur-tout par les aloétiques, dans la vue de provoquer les hémorrhoïdes, qu'ils regardent comme la crise par excellence de l'âge mûr et de la vieillesse.

Tous ces praticiens citent des faits à l'appui de leurs vûes et de leur méthode : la plupart les racontent avec une bonne foi qui ne permet aucun soupçon ; des expériences nouvelles et nombreuses ont même confirmé leurs résultats ; et quoiqu'il fût absurde d'en conclure que ces divers moyens peuvent toujours être employés indifféremment, qu'ils sont également convenables dans toutes les circonstances ; nous devons juger par-là que les forces vivantes peuvent compenser ce défaut de précision rigoureuse, commun à tous nos plans de traitements, et qu'elles

(1) Ce professeur célebre, plein d'érudition et de génie, a exposé ses principales vues, dans un ouvrage extrêmement original, qui manque de clarté dans quelques endroits, mais qui méritoit plus de succès, et qui l'obtiendra tôt ou tard.

savent, comme un habile ouvrier, employer les instruments qui leur sont offerts, dans l'esprit qu'ils exigent, ou qui leur convient le mieux.

Mais, il y a plus. L'art peut remplacer, par des crises promptes, les efforts très souvent incertains et lents de la nature: il peut la forcer, par des secousses inattendues, à rapprocher, dans un petit espace de temps, les tentatives qu'elle ne fait que de loin en loin: il peut lui imprimer des mouvements qu'elle ignore, abandonnée à elle-même. C'est ainsi que les saignées copieuses *égorgent* dans le principe, suivant l'expression de Galien, certaines fievres redoutables: c'est ainsi que les vomitifs, et sur-tout les antimoniaux, emportent tout à-coup des douleurs pleurétiques ou rhumatismales, plusieurs especes d'ophtalmies, de maux de gorge, et font cesser, comme par enchantement, certains délires furieux, et même quelques hémorragies utérines.

Chaque médecin, plein des objets qu'il a vus, et se confiant, avec raison, dans les remedes dont il a constaté les bons effets, emploie ces remedes de préférence toutes les fois qu'il retrouve des cas semblables. Cette conduite n'est pas seulement très naturelle; elle est aussi la plus raisonnable et la plus utile. Personne, sans doute, n'est en droit de penser que le moyen qu'il conseille soit le seul ou le meilleur : mais quand il l'a vu réussir souvent, quand il en connoît, par sa propre expérience, les indications et l'emploi, c'est le meilleur pour lui, c'est quelquefois le seul auquel il puisse s'en rapporter.

En peignant des maladies, les récits ou les livres ne nous transportent jamais véritablement en scene; en rendant compte des effets d'un remede, ils n'en donnent que des idées fort incompletes. Les descriptions sont rarement fideles et pures; et même le fussent-elles toujours, il est impossible qu'elles embrassent tous les détails, qu'elles saisissent toutes les nuances. Le vice des dénominations vient jeter une nouvelle confusion dans le tableau. Qu'est ce qu'une fievre putride? une fievre maligne? une maladie nerveuse? Si l'on se contente de décrire les phénomenes, en suivant avec exactitude l'ordre de leur succession, l'on fera sans doute beaucoup mieux; l'on fera même à-peu-près tout ce qui est possible, lorsqu'on ne peut pas offrir immédiatement aux yeux, les objets eux-mêmes qu'on veut faire connoître. Mais la physionomie et l'ame manqueront toujours à ces images, trop vagues pour laisser des empreintes durables, trop incertaines pour remplacer en aucune maniere la nature. Il suit de là, que chaque médecin peut avoir sa matiere médicale, et que la matiere médicale ne sauroit être bien enseignée, qu'au lit même des malades (1).

(1) La maniere rapide et générale dont je parcours mon sujet m'empêche d'entrer dans les détails des preuves pratiques. Je me borne aux remarques suivantes :

1°. Certaines évacuations sont salutaires dans des cas déterminés, et ces évacuations peuvent être produites à volonté, par le moyen de certaines substances. De cela seul, je conclus que l'art existe. La purgation guérit : la rhubarbe purge; donc la médecine n'est pas un art chimerique.

Je vais plus loin. Pour que la médecine ne pût pas être réduite en art, il faudroit que toutes les substances qui agissent sur les corps vivants, y produisissent des effets uniformes, qu'elles ne pussent les affecter que d'une maniere toujours la même. Du moment où j'observe que certains aliments, certaines boissons, etc. produisent des effets différents, ou bons ou mauvais, j'en tire des regles pour leur emploi : je me sers de ces regles pour conserver ma santé, ou pour me guérir : la médecine existe pour moi; elle existe comme un art véritable.

2°. Les regles du pronostic ont été portées à un très haut degré de certitude; ce qui ne prouve pas seulement l'uniformité des lois de la nature, mais encore l'enchaînement des signes avec les mouvements qui ont lieu ou qui se préparent. D'un autre côté, l'action des principaux remedes ne peut être révoquée en doute : personne n'a poussé l'incrédulité jusqu'à prétendre que les purgatifs ne purgent pas, que les vomitifs ne font pas vomir. Or si l'on prévoit les crises favorables ou funestes; si

Le lecteur me demanderoit il de répondre au scepticisme ou même à l'absolue incrédulité de quelques médecins ? d'en rechercher les causes ? d'en examiner les motifs ? Je ne crois

les remedes ou le régime peuvent seconder les unes, et prévenir les autres, ce qui résulte clairement des effets que tout le monde leur reconnoît : ne voilà-t-il donc pas des bases solides pour la médecine ?

3°. L'art guérit des maladies que la nature ne guérit jamais, ou presque jamais ; telles sont les fievres intermittentes malignes, les hydropisies dépendantes de profondes obstructions des visceres du bas-ventre, etc. etc. Dans celles que la nature guérit, l'art peut d'ordinaire lui faire produire des mouvements plus surs et plus rapides. Ce ne sont pas des raisonnements hypothétiques qui nous l'apprennent ; c'est l'observation, c'est l'expérience dépouillée de tout préjugé.

4°. L'on objecteroit en vain que la nature guérit seule les maladies : cela n'est pas vrai pour quelques unes des plus graves, et en particulier pour les accidents causés par les poisons, dont le caractere est précisément d'être au-dessus des forces vitales. La nature ne guérit que dans certaines circonstances et sous certaines conditions ; mais l'art peut changer les unes, et remplir les autres.

« Celui qui dit que les maladies guérissent d'elles-mêmes énonce une idée fausse, ou ne sait ce qu'il veut dire. Rien ne se fait de soi-même ; tout dépend de causes ou de circonstances déterminantes : cela n'est pas moins vrai pour les petits faits isolés, que pour ces ensembles de faits nombreux enchaînés les uns avec les autres. Quand on parle de productions spontanées, l'on se sert d'un mot tout-à-fait vuide de sens, ou qui n'exprime rien de réel. »

HIPPOCRATE, Περὶ τέχνης.

point cela nécessaire. Dans les objets de discussion, les opinions particulières doivent, en général, être regardées comme nulles : et quant à moi, je déclare franchement que je n'y reconnois d'autre autorité que celle de la nature même des choses, c'est-à-dire de la raison, qui nous est donnée pour en rechercher les lois. Aux yeux de celui qui se laisse imposer par les jugements humains, il n'est pas d'absurdité monstrueuse qui ne puisse devenir principe évident, vérité certaine : il n'est pas de vérité grande et féconde qui ne puisse passer pour une erreur dangereuse ou coupable. Si donc nous voulons savoir ce qu'on doit penser de la médecine, écartons de notre souvenir ce qu'en ont pensé les autres : recherchons, examinons, discutons. Les conséquences auxquelles nous conduit le bon emploi de notre raison ne peuvent être infirmées par les opinions des plus grands génies eux-mêmes. Ce sentiment n'est pas une présomption vaine ; c'est une juste confiance dans la nature, et dans l'instrument qu'elle nous a donné pour nous guider dans toutes nos recherches. Si nous raisonnons mal, nous avons tort ; mais si nous raisonnons bien, nos résultats n'ont pas besoin d'être d'accord avec ceux que d'autres ont tirés, pour avoir tous les caracteres de la certitude et de l'évidence.

Ainsi je me contenterai d'observer qu'on ne trouve parmi les médecins détracteurs de leur art, aucun praticien remarquable; que ce sont, ou des spéculateurs dévoués aux sciences exactes, souvent étrangers à toute pratique, ou des hommes sans tact, que des malheurs constants en ont dégoûtés avec raison. Ceux-ci voyant que leur médecine ne réussit pas, sentant qu'elle est vague et sans base, n'imaginent point qu'il en puisse exister une dont les regles soient fondées, dont l'exercice puisse être véritablement utile : ceux-là ne lui trouvant point la marche précise du calcul, ni ces formes rigoureuses qui sont à leur avis le seul *criterium* de la vérité, nient que l'application des remedes (1) puisse jamais acquérir une certitude plausible; sans songer que chaque science a son genre de preuves, et que si

(1) Pitcarn énonce ainsi le problême : *Dato morbo, invenire remedium proportionatum* : « La maladie connue, y proportionner le remede ». Cette solution n'est impossible à trouver que pour le calculateur qui la veut mathématique et précise : les problêmes pratiques des arts ne se résolvent pas ainsi. L'emploi des instruments que l'homme y met en usage n'est pas susceptible d'une précision sévere : mais ils n'en sont peut-être que mieux appropriés à notre nature et à celle de leur objet.

l'homme avoit toujours réellement besoin de celles qu'ils exigent pour se décider, il resteroit éternellement dans le doute et l'inaction relativement aux choses les plus communes de la vie. La nature, dont les procédés sont nos uniques modeles, et dont nous sommes forcés, malgré nous, de suivre l'impulsion, puisque tous les objets sur lesquels nous voulons agir ne peuvent être modifiés que d'après ses lois, puisque nous en dépendons immédiatement nous-mêmes, comme tout le reste : la nature ne porte dans rien l'exacte précision ; elle semble avoir voulu se conserver par-tout une certaine latitude (1), afin de laisser aux mouvements qu'elle imprime, cette liberté réguliere qui ne leur permet jamais de sortir de l'ordre, mais qui les rend plus variés, et leur donne plus de grace. Les vraies certitudes, en prenant ce mot dans son acception la plus stricte, appartiennent exclusivement aux objets de pure spéculation : dans la pratique, il faut se contenter d'approximations plus ou moins exactes, que par cette raison on pourroit appeler

(1) Cette latitude correspond exactement à celle que l'art peut se donner dans la pratique, ou plutôt elle en fournit la mesure.

certitudes pratiques. Il faut s'en contenter, parceque ce sont les seules auxquelles la nature nous permette d'arriver, et parcequ'elles suffisent à l'espece humaine pour assurer sa conservation et son bien-être. S'il n'en étoit pas ainsi, non seulement l'homme n'eût pu tenter aucun de ses travaux, mais, dès long-temps, il n'existeroit plus sur la face de la terre.

En médecine, tout, ou presque tout dépendant du coup-d'œil et d'un heureux instinct, les certitudes se trouvent plutôt dans les sensations mêmes de l'artiste (1), que dans les principes de l'art. Celui qui n'a point vu les objets, ne se fait aucune idée des preuves que fournit leur observation; celui qui n'y porte que des organes inattentifs ou peu sensibles, s'en fait des idées imparfaites et trompeuses. De là, l'on peut juger facilement pourquoi des médecins purement géometres ou spéculateurs, pourquoi aussi quelques praticiens malheureux, se sont élevés de bonne foi

(1) « Vous ne trouverez aucune mesure, aucun poids, aucune forme de calcul, à laquelle vous puissiez rapporter vos jugements, pour leur donner une certitude rigoureuse. Il n'y a d'autre certitude dans notre art, que les sensations. »

HIPPOCRATE, *Περὶ ἀρχαίης ἰητρικῆς.*

contre la médecine (1). Ces derniers se trouvoient à-peu-près dans le cas des philosophes, qui, d'après la seule lecture de nos écrivains, ont cru pouvoir prononcer sur les plus secrets mysteres de la nature, qu'elle s'est réservé le droit exclusif de dévoiler elle-même aux seuls vrais observateurs.

Naguere il étoit du bel air, à Paris, de se moquer de la médecine, de traiter son pouvoir de chimere. Cette maniere de voir étoit accréditée par quelques médecins de réputation, qui pensoient, peut-être, donner une plus grande idée de la force de leur esprit, en foulant aux pieds le dieu même de leur temple. Des hommes de lettres dont les vues hardies avoient attaqué tous les préjugés, la propageoient avec d'autant plus d'empressement, qu'ils s'étoient peut-être un peu trop habitués à prendre l'incrédulité pour de la phi-

(1) Quant à moi, je certifie que j'ai souvent vu la médecine utile, et je crois qu'elle peut le devenir presque toujours. Il y a peu de maladies essentiellement incurables : l'art est loin de la perfection qu'il doit atteindre ; et les médecins, trop asservis aux pratiques routinieres, négligent encore d'employer toutes ses ressources. Voilà pourquoi l'on ne guérit pas tous ceux qu'on pourroit guérir. Mais, dans les cas les plus désespérés, il est du moins possible de pallier le mal et de soulager le malade, ce qui doit pourtant être compté pour quelque chose.

losophie. Tous ceux qui vouloient passer pour être, comme eux, au-dessus de toutes les superstitions, se croyoient obligés, en conscience, à répéter dans le monde les raisonnements de Montagne, les plaisanteries de Moliere, ou les boutades de J. J. Rousseau. On entendoit répéter chaque jour qu'il faut s'en rapporter, pour la guérison des maladies, à la nature prévoyante et sage, par ceux même qui ne lui reconnoissoient ni prévoyance, ni plan raisonné. Ceux qui nioient absolument toutes les causes finales, qui considéroient l'existence humaine comme l'effet de hasards successifs, ou du lent apprentissage de chaque organe, croyoient en même temps impossible de rien ajouter à ces hasards par des combinaisons réfléchies, de perfectionner cet apprentissage par des essais fondés sur l'observation.

Je n'examine point s'ils étoient en cela bien conséquents. Mais quel spectacle que de voir un médecin (1) traitant sa profession

(1) On sent très bien que je parle seulement ici de ceux qui continuent à exercer une profession dont ils désavouent les principes et nient l'utilité. Quant aux médecins qui, troublés par leurs doutes, prennent le parti de renoncer à la pratique, on ne peut assurément que louer leur probité, leur franchise et leur délicatesse.

de charlatanerie, les connoissances qu'elle exige de frivole étalage, ses devoirs de vaines simagrées! S'imagineroit-il inspirer une grande confiance dans la droiture de son esprit, que n'ont pas rebuté les études d'un art, selon lui, tout-à fait trompeur? croiroit-il honorer par là son caractere, qui lui permet de pratiquer cet art, en se jouant avec audace de la crédulité des hommes? Non, sans doute. Le but unique de ce manege est d'attirer leur attention par des opinions singulieres, de leur imposer par le mépris même qu'on témoigne pour leur jugement. On veut se mettre au dessus d'eux, en dédaignant ce qu'ils estiment; on croit se mettre au-dessus de tout, en affectant de dépouiller l'esprit de corps et l'intérêt personnel. Mais, le public a pu le voir par expérience, plusieurs de ces médecins n'ont été, ni les moins avides, ni les moins adroits à profiter de ses caprices. Et quant à ceux dont l'ame n'est pas fermée aux sentiments de morale et d'humanité, n'ont-ils jamais songé que leurs maximes découragent les jeunes éleves (1)

(1) Dans tous les genres, celui qui méprise son art ne peut jamais devenir un grand artiste. Et pour ce qui regarde en particulier la médecine, les études en sont si multipliées, si pénibles, souvent si dégoûtantes, qu'il est assurément bien néces-

dans leurs travaux, les dégoûtent de leurs devoirs, les disposent presque toujours au charlatanisme le plus profond, le plus systématique, le plus coupable? Ne sentent-ils pas que leurs plaisanteries attristent ou blessent un pauvre malade, dont elles attaquent les espérances les plus cheres, et qui ne peut voir sans amertume combien il doit peu compter sur eux et sur l'assistance qu'il s'en étoit promise?

§. IX.

Examen de la septieme objection.

Aux yeux de celui qui regarde les six premieres objections comme insolubles, la derniere est entièrement superflue. Avant de l'examiner, il faut avoir reconnu que les autres sont susceptibles de réfutation : avant même de chercher à la résoudre, il faut les supposer entièrement résolues. Et dans cette hypothese, la plus favorable à la cause de la médecine, que de difficultés ne reste-

saire d'en inspirer l'enthousiasme à ceux qui s'y dévouent. Les bons praticiens sont tous des hommes pleins de confiance dans la médecine. Cette confiance est peut-être, en quelque sorte, autant la cause, que le résultat de leurs succès ; elle seule a pu les soutenir dans leurs travaux. L'incrédulité n'y enfante que la paresse ; elle ne fait que servir de voile à l'ignorance.

t-il pas encore à éclaircir! que de doutes à fixer! Car ses principes pourroient être établis sur des fondements solides : le temps, suivant l'expression de Bacon, pourroit *les avoir enfantés* (1) avec lenteur ; des veilles opiniâtres avoir joint ensemble tous les anneaux de la chaîne qu'ils doivent former : cela ne suffiroit pas. Ces principes ne deviennent véritablement utiles que par leur application : et si les études préliminaires que la pratique de la médecine exige sont au-dessus des forces communes ; si des obstacles sans nombre les interdisent à la plupart des esprits ; si des sources d'erreurs presque inévitables, s'y rencontrent à chaque pas : ne serons-nous point forcés de convenir que l'art peche essentiellement par cette même disproportion de ses moyens avec nos forces, par cette impuissance où nous sommes en général, de lui faire remplir convenablement son objet? C'est en effet, un bien affligeant tableau que celui des difficultés qui s'opposent à son utilité réelle! Quel est le médecin au fait de ce qui se passe journellement, qui n'hésiteroit à prononcer sans détour, si elle fait plus de bien que de mal, si son entiere destruction seroit avantageuse ou funeste (2)?

(1) *Medicina . . . temporis partus.* Bac. . . .

(2) Dans les pays où la médecine s'enseigne et se pratique

Mais ce n'est pas sous ce point de vue qu'il faut envisager la question.

L'homme souffrant veut être soulagé : il le veut, non d'après les vues discutées du raisonnement, mais d'après l'invincible impulsion de l'instinct. De là cette croyance universelle à la médecine, plus forte, quoi qu'on en dise, et plus superstitieuse chez le pauvre et l'ignorant, que chez les gens aisés et dont l'esprit a pu recevoir de la culture ; parmi les sauvages, que parmi les peuples civilisés. Les villes ont des médecins : mais les campagnes ont des meiges, et les forêts de l'Amérique des jongleurs, qui, pour mettre en jeu toutes les fibres crédules du cerveau humain, joignent à la charlatanerie de leur art, une foule d'impostures religieuses.

Par-tout les hommes voient l'application de certaines substances produire sur le corps, de grands et salutaires effets ; ils voient guérir par-là, des maladies graves, qui, faute de secours, sont ordinairement mortelles (1).

d'une maniere supportable, elle est d'une utilité directe : dans ceux où son enseignement et sa pratique sont mauvais, elle est encore indirectement utile, comme on va le voir dans un moment.

(1) Pour révoquer en doute l'action de la médecine, il faut

En faut-il davantage, lorsqu'ils sont malades eux-mêmes, pour les déterminer à recourir aux personnes qui savent employer ces remedes, pour se flatter de recouvrer par eux la vie et la santé? Cet espoir qui les porte vers les guérisseurs de tout genre, n'est pas le fruit de la réflexion; c'est un besoin véritable, inséparable de notre existence et de nos autres besoins. En vain attaqueroit-on ce penchant : en détruisant

une suite de raisonnements subtils dont les hommes simples et grossiers ne sont pas capables. Les remedes produisent sous leurs yeux, des effets sensibles; ils changent l'état des malades; ils ramenent la santé. D'autres malades dans un état analogue, manquant de ces moyens de guérison, ou les dédaignant, empirent de jour en jour, dépérissent lentement, ou meurent tout-à-coup. Voilà les motifs de la croyance du peuple. Le peuple, et par ce mot j'entends le gros des hommes, se laisse guider par des raisonnements simples et directs, tirés de données frappantes. Cette maniere de procéder est peut-être peu piquante pour l'amour-propre et pour l'imagination : mais au fond n'est-elle pas la plus sûre, aussi-bien que la plus facile? Les rêveurs et les esprits déliés, en s'écartant des manieres communes de voir ou de sentir, ne sont-ils pas nécessairement exposés à tomber, pour cela même, plus souvent dans l'erreur? il y a des opinions absurdes dont les hommes d'esprit sont seuls susceptibles. Le sublime de la philosophie est de nous ramener au bon sens : or le bon sens est le produit de sensations nettes et distinctes; il rejette tout ce qui les contrarie, ou qui n'y tient pas immédiatement. Notre nature exige que nous considérions les objets par grandes masses, que nous en jugions par grands résultats, que nous les saisissions, en quelque sorte, par le gros bout.

la médecine, on ne le détruiroit pas; et l'on ne feroit que livrer sans défense un plus grand nombre de victimes à l'ignorance audacieuse.

Je crois pouvoir aller plus loin. Puisque cette disposition nous est si naturelle, puisqu'elle se trouve liée à nos premieres impulsions, elle est bonne en elle-même; elle n'a besoin que d'être dirigée. Or que faut-il pour cela? Il faut d'un côté, que les vrais médecins s'efforcent de perfectionner la science par des travaux assidus; de l'autre, que le pouvoir public, par de bonnes lois de police, préserve le peuple de ses propres erreurs: car cet objet est du petit nombre de ceux qui ne doivent pas être abandonnés à une liberté sans bornes. Si l'on n'a donc, comme je le pense, que l'alternative de confier la vie des hommes aux éleves sortis de nos écoles, ou de les laisser à la merci des jongleurs et des commeres, ne vaut-il pas mieux encore s'en tenir aux premiers? et ne seroit-ce pas une philosophie bien fausse et bien meurtriere, que celle qui nous livreroit aux mains de leurs méprisables concurrents?

Qui ne connoît les troubles d'esprit, la foiblesse et la crédulité des malades? qui ne sait avec quelle assurance présomptueuse chacun se mêle de leur conseiller son remede, sans connoître ni la maladie, ni le remede lui-même? Vous avez vu, sans doute, de ces malheureux, dont les amis, les connoissances, les voisins, les voisines, s'emparoient tour-à-tour, et qui n'avoient rendu mortelles, des maladies guérissables par le repos et la diete, que pour n'avoir pas eu la force de résister aux importunités, aux menaces, aux promesses, et surtout à ces récits de cures merveilleuses dont la drogue est toujours enveloppée. Or est-il personne qui puisse se promettre d'avoir toujours cette force? Dans les moments où les organes ne sont plus en équilibre, croit-on que le jugement conserve le sien? La tête s'affoiblit avec les fonctions vitales, et par les mêmes causes; elle se perd souvent tout-à-fait, bien long-temps avant leur abolition, et même sans qu'elles paroissent sensiblement altérées. Une maladie légere peut rendre l'homme le plus sage, entièrement incapable de raisonner; le délire le met au-dessous d'un enfant. Dans le premier cas, ceux qui l'entourent le font vouloir; dans le second, ils veulent à sa place. Plus les circonstances deviennent alarmantes, et plus les avis deviennent tumultueux, précipités, incertains: plus les secours exigent de prudence, et plus on les multiplie sans ordre et sans objet précis. Pour sauver le patient de tant de déterminations aveugles, vacillantes, contradictoires, il faut une autorite qui captive sa confiance, qui puisse imposer à tout ce qui l'approche, confondre l'ignorance par l'ascendant des lumieres, donner aux traitements un esprit méthodique et de l'unité : il faut quelqu'un qui ordonne, afin que tout le monde ne veuille pas ordonner à-la-fois. Voilà le véritable rôle du médecin; voilà ce qu'on ne peut attendre que de lui : de sorte que s'il fait peu de bien, il prévient beaucoup de mal ; et que même, fît-il quelque mal de son chef, il en empêcheroit encore davantage. Amis ou ennemis de la médecine, c'est sans doute ce que personne n'osera nier.

Ainsi donc, malgré les vices presque universels de son enseignement; malgré l'imperfection de sa pratique, dont mon but n'est pas de faire une peinture trompeuse; malgré les obstacles de toute espece qui s'opposent à ses progrès, les esprits justes, après un examen plus réfléchi, sont forcés de reconnoître son utilité réelle, même dans les suppositions les moins favorables à sa cause. De leur côté, que les ames sensibles se rassurent, bien loin d'être, comme l'affirment quelques déclamateurs, un fléau de l'humanité, la médecine en est au contraire l'espérance, la sauvegarde; elle lui promet pour l'avenir, des ressources qui doivent devenir de jour en jour plus étendues et plus efficaces.

En effet, et cela résulte de tout ce qui précede, la médecine étant dans la nature ainsi que les autres sciences et les autres arts, elle a, comme eux, ses bases éternelles et ses moyens de perfectionnement. Les besoins lui donnerent naissance : le temps et l'observation l'ont agrandie et cultivée : ils ont déja porté la lumiere dans une foule d'objets qui n'en paroissoient pas susceptibles; ils ont soumis à l'analyse ce qui sembloit s'y refuser. Quelles bornes oseroit-on prescrire à des découvertes dont les sujets sont placés sous nos yeux, dont le but nous touche immédiatement, et pour lesquelles il suffit de nos sens bien dirigés? Qui pourroit dire : « L'esprit de l'homme ira jusques-là; il ne passera pas outre »? Sans doute la mesure de ses sensations est celle de sa perfectibilité : mais qui la connoît, cette mesure? qui sait jusqu'à quel point les sensations peuvent être perfectionnées elles-mêmes? Dans ce qui leur est étranger, il n'y a ni plus ni moins d'évidence; il y a ténebres completes. Mais, dans tout le reste, il n'est rien que nous ne puissions éclaircir. Plus nous savons, et plus nous avons de moyens d'apprendre. Nos espérances et notre ambition peuvent embrasser, en quelque sorte, l'infini. Et si l'on parvient à perfectionner les méthodes qui soulagent la mémoire; si, à mesure que nos connoissances se multiplient, nous savons les rattacher à des résultats qui les renferment toutes véritablement : elles seront aussi étendues que sûres, d'une application aussi aisée que précise; nous pourrons les avoir toujours à nos ordres, et nous en servir sans effort à tout instant. C'est peut-être en médecine, que ces classifications analytiques sont le plus nécessaires : elles y sont peut-être aussi le plus faciles. La nature semble nous y porter d'elle-même, et souvent comme malgré nous. Au lieu de résister à ses impulsions, nous n'avons qu'à les suivre religieusement : nous n'avons qu'à la consulter avec confiance et réflexion; elle ne demande qu'à se dévoiler à des yeux dignes d'elle.

§. X.

Conclusion.

Oui, j'ose le prédire : avec le véritable esprit d'observation, l'esprit philosophique qui doit y présider va renaître dans la médecine ; la science va prendre une face nouvelle. On réunira ses fragments épars, pour en former un systême simple et fécond comme les lois de la nature. Après avoir parcouru tous les faits ; après les avoir revus, vérifiés, comparés, on les enchaînera, on les rapportera tous à un petit nombre de points fixes ou peu variables. On perfectionnera l'art de les étudier, de les lier entre eux par leurs analogies ou leurs différences, d'en tirer des regles générales, qui ne soient que leur énoncé même, mais plus précis. On simplifiera surtout l'art plus important et plus difficile de faire l'application de ces regles à la pratique. Alors chaque médecin ne sera pas forcé de se créer ses méthodes et ses instruments ; d'oublier ce qu'on apprend dans les écoles, pour chercher dans ses propres sensations ce qu'il demanderoit vainement à celles d'autrui, je veux dire des tableaux, non seulement bien circonstanciés et d'une vérité scrupuleuse, mais formant un tout dont les diverses parties soient coordonnées. Alors il ne sera plus nécessaire que le talent se mette sans cesse à la place de l'art : l'art, au contraire, dirigera toujours le talent, le fera naître quelquefois, semblera même en tenir lieu. Non que je croie possible de suppléer, par la précision des procédés, à la finesse du tact (1), et aux combinaisons d'un génie

(1) Les connoissances qu'on acquiert dans les écoles ou dans les livres ne peuvent donner ni cultiver la sagacité des sens. Les regles de la poésie ne font pas un grand poëte, ni celles de la musique un grand musicien. Le talent est rare, et ne se transmet pas. Les vraies connoissances de notre art ne sont qu'un ensemble plus ou moins complet de sensations recueillies au lit des malades : ces sensations ne peuvent être fournies que par les objets mêmes qui les produisent. Ainsi la lecture, à proprement parler, ne nous enseigne, en quelque sorte, que ce que nous savons déja. Mais quand les livres élémentaires seront rédigés dans un bon esprit, ils indiqueront la véritable maniere d'observer : quand ils présenteront les faits dans leur enchaînement et sous leur jour naturel, ils aideront à mieux voir les objets, à se retracer d'une maniere plus nette les impressions qu'on en reçoit souvent au hasard. Ces livres-là ne feront pas perdre un temps précieux à graver péniblement dans la mémoire des choses qu'on est trop heureux de pouvoir en effacer dans la suite. Ils abrégeront, au contraire, ils applaniront toutes les difficultés; ils seront pour le jeune éleve ce qu'est un maître habile, qui, pour mieux lui communiquer ses connoissances, s'efforce de le mettre dans les situations, et de lui faire employer les procédés par lesquels il les a lui-même acquises.

heureux : mais le tact ne sera plus alors égaré par des images vagues et incohérentes, ni le génie enchaîné par des regles frivoles et trompeuses ; ils ne rencontreront plus, ni l'un, ni l'autre, aucun obstacle à leur entier développement. Alors des esprits médiocres feront peut-être avec facilité ce que des esprits éminents ne font aujourd'hui qu'avec peine: et la pratique, dépouillée de tout ce fatras étranger qui l'offusque, se réduisant à des indications simples, distinctes, méthodiques, acquerra toute la certitude que comporte la nature mobile des objets sur lesquels elle s'exerce.

En attendant, quoiqu'on puisse bien sans doute lui faire des reproches graves et fondés ; quoiqu'il se trouve par-tout des médecins indignes de ce nom: les jugements du public, qui les mettroient tous sur la même ligne, et confondroient le savoir et la vertu avec l'ignorance et le charlatanisme, seroient sans doute de la plus haute, de la plus choquante iniquité. Rien de plus propre à décourager le talent, à flétrir les cœurs honnêtes. Les gens du monde veulent avoir un avis sur tout ce qui fait le sujet des conversations. On parle de maladies et de médecins ; ils veulent connoître les unes, ils veulent prononcer sur les autres. — Cette fievre a été mal prise ; on a fait telle faute ; on eût dû faire cela. Un tel a tué son malade : si l'on eût employé tel remede, il ne seroit pas survenu tel accident. — A ces décisions, aussi tranchantes que peu motivées, les gens de l'art devroient du moins répondre par le sourire de pitié qu'elles méritent : bien loin de les accueillir eux-mêmes, de les appuyer, d'en repaître la malignité publique, ils devroient faire sentir à ceux qui les énoncent, combien l'on avilit sa raison en jugeant de ce qu'on ignore, combien l'on insulte à toute justice en voulant avilir ceux qu'on n'est pas en état de juger.

Qu'il est peu de personnes qui puissent prononcer à-la-fois avec impartialité et avec une véritable connoissance de cause, sur les matieres de médecine ! Les lumieres nécessaires pour cela n'existent que chez les médecins ; et les médecins peuvent être souvent disposés à profiter de l'esprit de dénigrement qui regne dans les cercles ; ils peuvent quelquefois saisir avec empressement les occasions qui les dispensent d'être équitables envers leurs confreres. Ainsi donc d'un côté le public n'est pas en droit d'avoir une opinion sur leur compte ; d'autre part, l'opinion qu'ils cherchent à lui donner les uns des autres peut être assez fréquemment suspecte : il est incompétent ; ils ne sont pas toujours sans préventions.

Si l'on se contentoit de conclure de la maniere de raisonner de chaque praticien et de sa conduite dans les affaires de la vie, à la tournure d'esprit et à la moralité qu'on doit en attendre dans l'exercice de son art ; si l'on ajoutoit à ces premieres données, celles de ses succès et de ses malheurs : la confiance seroit moins aveugle, les censures moins injustes. Puisqu'on veut absolument juger les médecins, on ne devroit du moins pas sortir de là. Quant à eux-mêmes, comme en se livrant à leurs injustices mutuelles, ils sont toujours passionnés ou de mauvaise foi, par quels motifs pourroit-on les faire rentrer dans les bornes de la raison et de l'équité ? c'est à leur conscience, c'est au sentiment plus juste de leur propre dignité qu'il faut en appeler auprès d'eux.

Mais, je le répete, il en est, il en est même un bon nombre, qui se plaisent à rendre hommage au mérite : il en est aussi qui joignent, et le talent aux vastes connoissances, et l'humanité la plus tendre (1) à cette morale

(1) Dans tout le cours de cette longue guerre, les officiers de santé ont donné les preuves du plus généreux dévouement ; ils ont

réfléchie qui cultive la vertu comme un art, qui fait remplir les devoirs comme on satisfait à des besoins. S'ils sont plus rares, il faut l'attribuer autant, peut-être, aux erreurs de l'opinion, qu'aux vices de nos écoles, ou de l'éducation générale. Pour les multiplier, il suffiroit de leur payer le tribut d'hommages qui leur est dû. Si je le réclame, c'est moins en leur faveur qu'en faveur de ce même public qui les condamne avec tant de légèreté. Ils n'ont pas besoin de son approbation ; ils savent en apprécier les incertitudes. Mais cet encouragement est nécessaire à des ames plus indécises, qui pourroient cependant les imiter un jour. Considérez à quelles études séveres, à quels travaux rebutants ils se dévouent! de quels sacrifices continuels leur vie se compose! quels importants services peuvent en recevoir les individus, les familles, la société! (1) Ce ne sont pas seulement des victimes arrachées à la mort ou à la douleur, qui

servi la patrie et la liberté avec un zele qui honore la science, et qui leur assure la reconnoissance éternelle de leurs concitoyens.

(1) En pesant sur l'importance des travaux du médecin, je ne crois pas me laisser entraîner à ce sentiment personnel, qui nous exagere presque toujours celle des objets auxquels nous avons consacré notre vie : en montrant l'étendue des services que peut rendre un médecin éclairé, sage, vertueux, j'ai

les rendent recommandables : ce sont les intérêts les plus chers au cœur de l'homme remis entre leurs mains ; c'est l'espoir d'un mari, d'une épouse, d'un fils éploré, d'un

sur-tout en vue de faire sentir à ceux qui embrassent cette profession, toute la grandeur et toute la sévérité de leurs devoirs. Peut-être en effet n'est-il aucun état dans la société, dont les obligations soient plus variées, plus délicates, plus imposantes; où l'on ait plus besoin de se tracer d'avance à soi-même un plan invariable de conduite, de soumettre, en quelque sorte, au calcul toutes les circonstances dans lesquelles on peut se trouver, de diriger toutes ses démarches d'après des regles sûres, auxquelles on puisse en rapporter tous les détails. Qu'on me permette quelques réflexions sur cet objet.

Sous certains rapports, la profession de médecin est une espece de sacerdoce; sous d'autres, c'est une véritable magistrature. Comme dans les objets de ses travaux il ne s'agit de rien moins que de la vie des hommes, son devoir de dire toutes les vérités utiles, de n'en altérer aucune, de donner à son esprit toute la perfection dont il est susceptible, devient si sacré, que la plus légere violation, le plus léger oubli, la moindre négligence sur chacun de ces points, a toujours quelque chose de véritablement criminel.

On peut considérer les devoirs du médecin par rapport à la science, par rapport à ses malades, par rapport à la société toute entiere.

Le médecin doit à la science, ou, si l'on veut, à l'humanité (car l'utilité générale des hommes est toujours son dernier but); le médecin, dis-je, lui doit de rechercher dans les sciences collatérales ce qui se rapporte à notre art, ce qu'on peut y transporter sans hypothese; de rechercher dans l'art lui-même, ce qu'il peut fournir aux autres sciences, sur-tout à celles qui lui servent de flambeau. Pour lui, l'amour

pere, d'un ami tendre; c'est le sort des infortunés qui craignent de survivre aux objets de leur attachement; ce sont les secrets des familles confiés à leur sagesse, à leur probité

de la vérité ne doit pas être seulement un penchant, une habitude; il doit être une passion : il doit avoir l'activité, les sollicitudes, les scrupules d'une passion véritable. Si le médecin vertueux ne peut se permettre de déguiser ou de taire la vérité quand il croit l'avoir découverte, à plus forte raison ne peut-il négliger l'étude des moyens par lesquels elle se découvre.

Ses malades ont sans doute droit d'en attendre tous les soins, toutes les consolations. C'est peu qu'il sache médicamenter, il faut qu'il sache guérir. Et pour cela, il n'a pas moins besoin de connoître les divers effets des impressions morales, que ceux des remedes ou des aliments : il faut qu'il soit initié dans tous les secrets du cœur, qu'il sache en remuer à propos toutes les fibres sensibles. Observez les médecins qui guérissent le plus; vous verrez que ce sont presque tous des hommes habiles à manier, à tourner, en quelque sorte à leur gré, l'ame humaine, à ranimer l'espérance, à porter le calme dans les imaginations troublées.

Car pour employer avec fruit l'effet des passions dans le traitement des maladies, il est bien nécessaire d'avoir des notions exactes touchant les rapports et l'influence réciproque de ces deux genres d'affections. On n'a pas moins besoin d'entendre le langage des unes et l'art de les exciter ou de les modérer, que de connoître les signes des autres et les moyens d'en modifier les symptomes et le cours. Pour faire concourir tout ce qui environne un malade, au plan du traitement; pour animer les personnes qui le soignent des sentiments les plus propres à hâter sa guérison; en un mot, pour savoir toujours ce qu'il convient de dire, comme ce qu'il convient de faire, le méde-

fidele ; ce sont enfin la paix et l'espérance portées dans les ames, quand ils ne peuvent plus donner que cela : car tel est le charme de la vertu bienfaisante et courageuse, qu'elle n'a

cin doit réunir à beaucoup de sagacité, beaucoup de discrétion et de tact.

Ses devoirs envers la société sont la communication franche et généreuse de toutes ses découvertes, l'emploi sage et patriotique de ses talents, de tous les moyens d'influence que sa profession lui donne. En pénétrant dans l'intérieur des ames, en s'associant, par l'empire d'une douce confiance, aux pensées et aux sentiments des familles, combien ne peut-il pas combattre de préjugés nuisibles ! combien ne peut-il pas répandre d'utiles vérités ! Cette influence, qui tient à la nature même de ses fonctions, a quelquefois des effets généraux très étendus ; elle devient une véritable puissance publique.

Dans l'ordre actuel des choses, un médecin peut rendre des services très différents et très nombreux à la société : mais chacun de ces services ne forme pas un ordre particulier de devoirs ; il est possible de les ramener à quelques chefs principaux.

Le grand roi fait inviter Hippocrate à venir donner ses secours à la Perse, ravagée par une peste cruelle. Il lui offre toutes les richesses qui peuvent tenter son ambition, tous les honneurs qui peuvent flatter son amour-propre. Hippocrate répond : « J'ai chez moi le vivre, le vêtement et le couvert ; il ne me « faut rien de plus. Je n'irai point servir les ennemis de ma « patrie et de la liberté ». — Voilà le grand citoyen, voilà le sage ami des hommes, qui sert son pays par ce simple refus, comme Miltiade et Thémistocle par ces éclatantes victoires, dont le souvenir a depuis bien plus contribué qu'on ne pense, à l'affranchissement des nations.

Mon maître chéri, le respectable Dubrueil, enlevé si jeune encore à la science qu'il agrandissoit chaque jour, à l'huma-

pas besoin de secourir le malheur pour le consoler, et que sa voix seule verse des douceurs sur toutes les plaies.

Mais, encore une fois, plus ils sont dignes

nité dont l'amour remplissoit son ame, à l'amitié dont il sembloit être le génie; Dubrueil étoit allé passer quelques mois à Pezenas, dans la retraite du célebre Vénel, son pere en médecine. Au milieu des entretiens les plus attachants, au milieu des douces impressions de la plus belle nature et du printemps le plus fleuri, tout-à-coup il apprend que dans son pays natal, alors la province de Rouergue, il vient de se développer une maladie épidémique féroce, avec dépôts charbonneux et bubons, une vraie fievre pestilentielle. Rien ne l'arrête; il part, il vole et va se jeter au milieu de la contagion, pour porter à ses compatriotes les secours de sa bienfaisance et de ses précoces talents. — Voilà le médecin vertueux, le citoyen dévoué.

Ces occasions signalées de servir son pays sont heureusement assez rares : elles le deviendront bien plus encore, à mesure que la police, l'hygiene, et en général l'art de la vie, feront de véritables progrès. Mais, comme nous venons de le dire, il est des occasions plus usuelles, où le médecin, remplissant, en quelque sorte, le rôle d'un magistrat, peut faire tourner au profit des lois, de la morale, de la raison, l'empire que lui donne la confiance de ses malades, et l'intimité de ses rapports avec les familles. Le plus grand bien qu'on puisse faire aux hommes, est incontestablement de répandre des idées saines, d'inspirer des sentiments généreux. Cet apostolat du bon sens et de la vertu est un devoir sacré pour tout être qui sent et qui pense : mais c'est un devoir bien plus pressant encore pour toutes les personnes dont les opinions peuvent facilement devenir des autorités.

En général, les médecins sont plus libres de préjugés que l[illegible]

de la reconnoissance publique, et mieux ils savent s'en passer : en faisant ce qu'il faut pour l'obtenir, ils établissent leur bonheur sur des fondements plus solides. Et, si j'ose le dire, ils doivent s'habituer à la dédaigner, puisqu'il est souvent de leur devoir de braver l'opinion qui la dispense. Ne pouvant être

plupart des autres hommes. L'habitude d'observer la nature leur fait voir à nud le fond de beaucoup de choses : elle leur donne un profond mépris pour les rêves des imaginations inquietes ou désœuvrées, beaucoup de pitié pour cette foule de sottises convenues qui gouvernent le monde. Or il est impossible que la hardiesse de l'esprit ne communique pas, à la longue, de l'indépendance au caractere. Aussi les médecins dont le nom mérite de vivre dans le souvenir, ont-ils été, de tous temps, et de vrais sages, et des amis sinceres de la liberté; appréciant d'une maniere courageuse et calme tout ce qui frappe de terreur ou d'admiration les autres hommes. De tous temps, ces erreurs funestes, qui n'abrutissent point les esprits sans corrompre les ames, ont trouvé dans leur sagacité et dans leur énergie, des ennemis d'autant plus redoutables, que souvent les attaques étoient assez détournées, et que l'effet étoit produit, avant que les charlatans et les oppresseurs eussent eu le temps de s'en appercevoir. Que les médecins poursuivent; qu'ils continuent de remplir cette tâche respectable; qu'ils deviennent les surveillants de la morale, comme ils le sont de la santé publique; enfin que les gouvernements libres et amis des hommes trouvent en eux de vrais mandarins lettrés, dont la voix, répandant chaque jour dans le sein des familles, les lumieres avec les consolations, fasse germer de toutes parts les semences de la raison, des véritables vertus, et par conséquent du bonheur.

jugés par les autres, il faut qu'ils apprennent à se juger eux-mêmes : ne pouvant être surveillés, ni par la loi, ni par l'œil du public, il faut que leur propre conscience les surveille sans cesse ; qu'ils se créent une existence intérieure, indépendante du blâme injuste, et des vains applaudissements.

Ils aiment leurs semblables ; ils aiment à les servir : mais ils ne sont pas révoltés de leur ingratitude : ils savent même y trouver des douceurs ignorées du vulgaire. Car de sentir profondément qu'elle ne peut refroidir leurs projets de bienfaisance, ni flétrir dans leurs cœurs les douces émotions de l'humanité, est sans doute bien au-dessus du plaisir que l'aspect de la reconnoissance procure.

A leurs yeux, comme à ceux du législateur, il n'y a que des hommes : la vie du puissant ou du riche ne leur est pas plus précieuse que celle du foible et de l'indigent. S'ils se permettent quelques acceptions de personnes, c'est en faveur des bienfaiteurs de la patrie, des sages qui l'éclairent, des grands artistes qui l'honorent : s'ils pensent quelquefois pouvoir refuser leurs secours, ce n'est qu'à des malfaiteurs publics (1), contre qui la vengeance de la société se trouve quelquefois impuissante. Non contents de faire le bien, ils emploient tout l'ascendant de leur ministere à le faire aimer aux autres : non contents de se nourrir des leçons de la sagesse, ils emploient la confiance intime dans laquelle ils sont admis, à propager toutes les vérités utiles. Quand le devoir l'exige, ils savent braver les haines, les dangers, les contagions, et la mort. En les voyant entrer dans une ville pestiférée, ou respirer les vapeurs pernicieuses d'une fievre maligne, vous les plaignez, peut-être ! Ah ! c'est vous, sans doute, qu'il faut plaindre, si vous ne sentez pas que ce dévouement porte avec lui son salaire, que l'état de l'ame qui l'inspire, est accompagné des plus douces comme les plus nobles jouissances !

Enfin, quand le moment approche de payer eux-mêmes le tribut inévitable qu'ils ont vu payer à tant d'autres, reportant les yeux sur la carriere qu'ils ont parcourue, ils n'y voient rien qui ne les remplisse du plus pur contentement : et leurs dernieres paroles sont

(1) On vient de voir ci-dessus, en note, quelle fut la conduite d'Hippocrate, dont les ennemis de la Grece et de la liberté imploroient les talents et les secours.

encore des actions de graces à l'arbitre éternel de la vie et de la mort, et l'expression touchante d'une vertueuse sécurité.

Tel fut jadis le grand Hippocrate; tel étoit, à la fin du dernier siecle, le sage et bon Sydenham; tels ont été, de nos jours, les Vanswieten, les Dehaen, les Pringle, les Morgagni, les Rosen, les Antoine Petit, les Ribeiro Sanchez, les Dubrueil, etc., dont les travaux ont servi l'humanité, dont les noms sont la gloire de l'art, et dont l'exemple, offert à l'émulation de la jeunesse, peut encore servir à former, d'âge en âge, des hommes dignes de les remplacer (1).

(1) La question que nous venons d'examiner dans ses arguments principaux, pourroit se poser plus généralement et plus brièvement, à-peu-près de la maniere suivante:

1°. Les phénomenes de la santé et de la maladie, les effets des aliments, des remedes, ou de toute substance capable de modifier l'état du corps vivant, ont-ils lieu suivant un ordre régulier?

2°. Cet ordre peut-il être soumis à l'observation?

3°. Ou, ce qui est la même chose, peut-on établir certains principes fixes sur la maniere dont ces phénomenes ou dont ces effets sont produits?

4°. Et, par une conséquence directe, peut-on établir d'autres principes correspondants, sur la maniere de les produire par art, de les prévenir, ou de les faire cesser?

Ici, comme on voit, chaque terme de la question porte, en quelque sorte, avec lui sa réponse.

Mais il en est de cet énoncé si général, comme de presque tous ceux du même genre : on ne les entend bien, on n'en saisit bien le sens complet qu'après avoir suivi toute la chaîne des propositions particulieres qu'ils renferment et présentent en résumé.

P. S. Sur une observation d'un ami très éclairé, je crois devoir ajouter ici, que quoique je n'admette pas la précision mathématique dans l'évaluation des certitudes relatives aux objets usuels de la vie, je suis bien loin de nier que la méthode générale du raisonnement se soit beaucoup perfectionnée par la considération plus attentive des procédés du calcul : je n'ignore pas, d'ailleurs, que la langue algébrique a été employée, avec quelque apparence de succès, par des hommes d'un génie éminent, pour l'évaluation des probabilités, non seulement de toute opinion qui ne peut être réduite en formule précise, vu la multitude et l'inconstance de ses données, mais aussi de la plupart des évènements éventuels, de ceux même qui sont fondés sur les passions bien plus inconstantes encore et bien plus mobiles du cœur humain. Ces deux méthodes, je veux dire celle du calcul et celle de la saine métaphysique, s'éclairent mutuellement d'une vive lumiere : de concert elles ont déja fait quelques pas nouveaux, qui ne peuvent être méconnus que des esprits inattentifs ; et tout annonce qu'elles sont à la veille d'en faire de bien plus importants. Il faut convenir, de plus, que certaines parties de la physique animale, telles que l'appréciation des forces musculaires, la théorie de la vision, peut-être même celle de l'audition, ne paroissent guere pouvoir être traitées complètement sans le secours des mathématiques. Mais les vrais géometres sont ceux qui savent le mieux que le calcul ne s'applique pas à tout ; et ce qu'il y a de sûr, c'est que les différentes applications qui en ont été faites, jusqu'à présent, à l'art de guérir, bien loin de hâter ses progrès, l'ont infecté des théories les plus fausses.

FIN

www.ingramcontent.com/pod-product-compliance
Ingram Content Group UK Ltd.
Pitfield, Milton Keynes, MK11 3LW, UK
UKHW012226240726
13966UKWH00003B/973

9 782013 632201